Repetitorium zum Gegenstandskatalog Medizin

D1727618

Ralf Bauer, Jochen Boese,
Josef Goecke, Johann-Georg Keiner,
Clemens Voeller

Humangenetik
Klinische Chemie

Herausgegeben von Ralf Bauer

Walter de Gruyter · Berlin · New York 1978

Dr. *Ralf Bauer,*
Klinikum Steglitz der Freien Universität Berlin

Die Gliederung dieses Repetitoriums wurde dem „Gegenstandskatalog für den ersten Abschnitt der Ärztlichen Prüfung", herausgegeben vom Institut für medizinische Prüfungsfragen in Mainz, entnommen.

CIP-Kurztitelaufnahme der Deutschen Bibliothek

Humangenetik. Klinische Chemie. [Gesamtwerk:] Ralf Bauer . . . Hrsg. von Ralf Bauer. 1. Aufl. – Berlin, New York: de Gruyter, 1977.
(Repetitorium zum Gegenstandskatalog Medizin)
ISBN 3-11-006921-0
NE: Bauer, Ralf [Hrsg.]; beigef. Werk

Vorwort

Repetitorien und Skripten – mit und ohne Fehler, auf den jeweiligen Prüfer zugeschnitten, versehen mit treffender Charakteristik des Fachgewaltigen und geschmückt mit Verhaltensweisen für die mündliche Prüfung – begleiteten neben dickleibigen Standardwerken die Prüfungen seit jeher. Sie waren gewissermaßen das heimliche Gütezeichen jeder Universität. Erfüllten Sie doch vielerlei Aufgaben:
Den Verfassern sicherten sie neben einer stetig fließenden Einkommensquelle ein Mehr an Wissen, hatten sie doch fleißig die vollständige Vorlesung hören müssen, um das Werk zu erstellen. Dies gilt – hoffentlich – auch für die Verfasser der hier vorliegenden Reihe.
Dem Studenten boten sie die Möglichkeit einer kurzfristigen Wiederholung wesentlicher Prüfungsschwerpunkte.
Dem Prüfer selbst stellten sie ebenfalls eine Informationsquelle dar. Vermochte er doch aus Randbemerkungen und erzählten Anekdoten ein interessantes Bild seiner Person zu gewinnen. Auch über den Umfang des eigenen Prüfungsstoffes im Vergleich zu seinen Kollegen gab ein gutes Skript dem Prüfer Auskunft.
So sind oder waren Skripte und Repetitorium stets Spiegelbild studentischer Emsigkeit. Wer sie einzig und allein als Notanker jahrelangen Müßigganges betrachtet, hat noch nie die gesammelten Vorlesungen nebst Prüfungsspezialitäten erstanden, geschweige denn gelesen.
Seitdem der menschliche Prüfer durch die ach, so gepriesene, objektive Maschine ersetzt wurde, sind diese kostbaren und darum heiß begehrten Aufzeichnungen wertlos geworden. Denn was „der Student soll . . .", ist jetzt im Gegenstandskatalog zu lesen. Der Gegenstandskatalog stellt für Lehrende und Lernende Hürde und Zielband gleichzeitig dar. Er ist während des Studiums ständig vorhanden; er ist Begleiter und großer Bruder; er eint alle, Student und Professor! Er ist das Maß aller Vorlesungen und Praktika und der Schrecken eines jeden Dozenten.
Jetzt werden unsere medizinischen Hochschulabgänger nach Durchtritt durch das computerkontrollierte Nadelöhr der Prüfung mit einem Wissen ins Patientendasein treten, wie es ehedem unvorstellbar war. Sie werden Fakten kennen, Bedingungssätze mit richtiger und falscher Verknüpfung einordnen, und an der richtigen Stelle das richtige Kreuzlein machen können! Daß man das Physikum besteht, ohne Ahnung in Anatomie zu besitzen, daß man ganze Fächer in den weiteren Abschnitten von vornherein auslassen kann, können nur die bekritteln, die das Revolutionäre des Gegenstandskatalogs gar nicht begriffen haben.
Der Gegenstandskatalog mit seiner mosaikartigen Auflistung des Prüfungsstoffes verlangt neben einem Berg von ausführlichen Lehrbüchern ein schnell und prägnant informierendes Buch.

Damit dem Studenten während der Ausbildung und Prüfungsvorbereitung ein praktikables und informatives Nachschlagewerk zur Seite steht, wurde die Reihe „Repetitorium zum Gegenstandskatalog" begründet. In ihr soll in Übereinstimmung mit der Gliederung des Gegenstandskatalogs dem Studenten all das geboten werden, was zur Beantwortung der aufgelisteten Anforderungen gewußt werden muß. Jedes Buch dieser Reihe stellt ein Kompendium dar, eine Gegenstandskatalogorientierte komprimierte Zusammenfassung der Prüfungsspezialitäten. So dient es zur Erleichterung der Prüfungsvorbereitungen, ist jedoch nicht in der Lage, eine vertiefende Darstellung der einzelnen Fachgebiete zu erbringen. Dieses können nur Vorlesungen, Praktika und Lehrbücher in vollem Umfang leisten.

Dieser vom Verlag Walter de Gruyter mutig eröffneten Reihe wünsche ich ein gutes Bestehen unter der kritischen Leserschaft. Anregungen, Verbesserungen und Wünsche von seiten der angesprochenen Studenten werden stets dankbar berücksichtigt werden.

Berlin, im August 1977   Ralf Bauer

Inhalt

Humangenetik

1. Biochemische Grundlagen der Humangenetik

1.1 Gültigkeit der molekularbiologischen Grundlagen für den Menschen

1.1.1 Der genetische Code

Ein Basentriplett, das aus 3 in bestimmter Reihenfolge angeordneten Nukleotiden in der RNS besteht, determiniert eine Aminosäure. Die Zuordnung des Tripletts (= Codons) zu den einzelnen Aminosäuren wird genetischer Code genannt.

Der genetische Code hat folgende Merkmale:

- Er besitzt Anfang und Ende und wird deshalb nur in einer Richtung abgelesen;
- er ist linear, die einzelnen Tripletts überlappen nicht;
- er ist degeneriert, das heißt, es gibt $4^3 = 64$ verschiedene Tripletts, aber nur 20 Aminosäuren, so daß mehrere Tripletts ein und dieselbe Aminosäure bestimmen;
- er ist universell, das heißt, er gilt für Tiere, Pflanzen und Viren.

Seine Gültigkeit für den Menschen leitet man aus biochemischen Untersuchungen über die Aminosäurezusammensetzung der Immunglobuline und den Hämoglobinmutationen mit ihren Veränderungen in der α- und β-Kette ab.

1.1.2 Die Proteinbiosynthese beim Menschen

Die Erbinformation ist beim Menschen in der DNS der Chromosomen gespeichert. Pro Zellkern beträgt die DNS-Menge ungefähr $6{,}0 \times 10^{-9}$ mg. Die Proteinbiosynthese läuft in 2 Schritten ab:

a) **Transkription**

In dieser Phase wird die in der DNS enthaltene Erbinformation auf die m-RNA übertragen. Mit Hilfe des Enzyms RNS-Polymerase wird von einem Strang der DNS eine modifizierte Kopie aus RNS (das Thymin der DNS wird durch Uracil ersetzt und anstelle des Zuckers Desoxyribose steht die Ribose) hergestellt.

b) **Translation**

In den Ribosomen wird die in den Basentripletts der m-RNS enthaltene Information unter der Mitwirkung einer Transfer-RNS (t-RNS), die für den Abtransport der Aminosäuren verantwortlich ist, in die entsprechende Aminosäuresequenz umgesetzt. Die t-RNS sind aminosäurespezifisch und sorgen dadurch für den Einbau der Aminosäure in die richtige Position.

1.1.3 Genaktivität und Zelle

In der Zelle ist der überwiegende Anteil der Gene inaktiv. Proteinsynthese führen nur die Gene durch, deren Reaktionsprodukte (Enzyme oder Strukturproteine) für die jeweilige Differenzierungs- und Entwicklungsphase der Zelle nötig sind.

1.1.4 Genaktivität in Abhängigkeit vom Zellsystem und vom Entwicklungsstadium

Von Zellsystem zu Zellsystem sind unterschiedliche Gene aktiv. So wird zum Beispiel das Insulin nur in den β–Zellen des Pankreas gebildet und das Albumin nur von den Leberzellen synthetisiert. Auch in den einzelnen Entwicklungsphasen des gleichen Zellverbandes oder Organs zeigen die Gene unterschiedliche Aktivität. Im foetalen Leben sind zum Beispiel die Gene aktiv, die für die Synthese des aus zwei α- und zwei γ-Ketten bestehenden HbF-Moleküls verantwortlich sind. Nach der Geburt setzt die Aktivität der Gene ein, die die Synthese des Erwachsenenhämoglobins A, bestehend aus 2α- und 2β-Ketten, veranlassen.

1.1.5 Die Bedeutung der Genaktivität bei der Differenzierung der Zelle

Die Variabilität der Aktivierung und Inaktivierung der Gene spielt eine wichtige Rolle in der Differenzierung und Arbeitsteilung der menschlichen Körperzellen.

1.1.6 Erbkrankheiten und ihre Manifestation in bestimmten Zellsystemen

Viele Erbkrankheiten, die auf Mutationen einzelner Gene beruhen, offenbaren sich oft nur in bestimmten Zellsystemen. Das liegt daran, daß die Genmutante sich nur in den Zellen manifestieren kann, in denen auch bei gesunden Menschen die ursprünglichen (gesunden) Gene aktiv sind.

1.1.7 Beschränkung der Genaktivität auf einzelne Zellsysteme

Daß die Aktivität von Genen auf bestimmte Zellsysteme beschränkt sein kann, zeigt sich an folgenden Beispielen:
- Fructose-1-Phosphat-Aldolase, die nur in Leber und Niere anzutreffen ist (bei Fehlen : Fructose-Intoleranz),
- Hämoglobinsynthese läuft nur in Erythrozytenvorstufen ab,
- die Glucuronyltransferase ist ebenfalls nur in den Leberzellen vorhanden (bei Mangel: *Crigler-Najjar*-Syndrom),

– die Phenylalanin-Hydroxylase kommt nur in den Leberzellen vor (bei Fehlen: Phenylketonurie).

1.1.8   Regulation der Genaktivität

Wie die Genaktivität in seinen Einzelheiten reguliert wird, ist bis heute noch ziemlich unbekannt; sicher ist jedoch, daß das bei Bakterien gefundene *Jacob-Monod*-Modell sich nicht so ohne weiteres auf höhere Organismen anwenden läßt. Bekannt ist auch, daß manche Hormone eine Gen-regulierende Funktion ausüben. So stimuliert Hydroxycortison die Bildung von RNS und Enzymen in der Leber, indem es sich an Histon heftet und dadurch auf die gensteuernde Funktion des Histon einwirkt. Ebenso soll Testosteron in den Prostatazellen die RNS-Synthese bestimmter Gene stimulieren.

1.2   Folgen von Störungen in der Aktivität der Gene für die Gesundheit

1.2.1   Genmutation

Die Mutation von Genen spielt sich im molekularen Bereich an den Nukleotiden der DNS ab.

1.2.2   Molekulare Typen von Mutationen:

A. Chromosomenmutationen

Die Änderung in der Chromosomenarchitektur wird durch Chromosomenbrüche (Fragmentationen) hervorgerufen. Die verschiedenen Arten der Fragmentationen werden als Defizienz, Deletion, Duplikation, Translokation und Inversion beschrieben. Infolge der Fragmentationen kann es dabei zum Wegfall von mehreren hintereinander folgenden Codons kommen. Auch ohne den Wegfall von Codons kann es bei Chromosomenbrüchen zu einer Änderung der Merkmalsausbildung kommen, nämlich bei der Inversion. Unter einer Inversion versteht man die Drehung eines Chromosomensegments um 180°. Daraus ergibt sich, daß auch die Lage der Gene auf den Chromosomen einen Einfluß auf die Merkmalsausbildung ausüben (sogenannter Positionseffekt).

B. Genommutation

Als Genommutation bezeichnet man eine numerische Veränderung des Chromosomensatzes. Dabei kann es zur Vermehrung oder Verminderung einzelner Chromosomen (z. B. Trisomie oder Monosomie) kommen oder aber es kann der komplette Chromosomensatz von einer Vervielfachung betroffen sein (z. B. Polyploidie).

C. Genmutationen

Unter Genmutationen versteht man vererbbare stoffliche Veränderungen im DNS-Strang, die eine Merkmalsveränderung nach sich ziehen. Die Genmutationen können durch den Austausch einzelner Basen in der DNS hervorgerufen werden.

1.2.3 Folge einer Veränderung im genetischen Code

Drei in spezifischer Reihenfolge angeordneten Nukleotiden in der DNS läßt sich ein komplementäres Basentriplett der m-RNS zuordnen. Dem Basentriplett der m-RNS wiederum entspricht ein besimmtes Basentriplett der t-RNS und diesen allen läßt sich eine ganz bestimmte Aminosäure zuordnen. Diese Entsprechung zwischen dem Basentriplett der DNS (Codogenen), der m-RNS (Codons), der t-RNS (Anticodons) und der Aminosäure einer Polypeptidkette bezeichnet man als Colinearität. Aufgrund dieser Colinearität ist es verständlich, daß Änderungen in der DNS die Bildung einer abgewandelten Polypeptidkette infolge Austausch oder Fortfall von Aminosäureresten nach sich ziehen können.

1.2.4 Beispiele für veränderte Polypeptidketten als Folge einer Änderung im genetischen Code

– die Myoglobinvariante M_b Aberdeen,
– die Carboanhydrase-Variante I_d Michigan und I_c Guam,
– das Sichelzell-Hämoglobin HbS,
– weitere Hämoglobinvarianten (wie zum Beispiel das HbC usw.),
– Varianten von Immunglobulinen (wie zum Beispiel Inv (a+)).

1.2.5 Erbgang bei Veränderungen im genetischen Code

Mutationen, die auf einen engumschriebenen Bezirk in der DNS begrenzt sind, wie es zum Beispiel beim HbS der Fall ist, bei dem in der 6. Position der β-Kette Glutaminsäure durch Valin ersetzt worden ist, folgen in ihrem Erbgang den *Mendel*schen Gesetzen.

1.2.6 Funktionelle Folgen einer Aminosäurensubstitution

Inwieweit ein Aminosäurenaustausch funktionelle Folgen hat, ist von der Art und Lokalisation der Substitution abhängig. Folgende Konsequenzen sind möglich:
– keine Änderung der Funktionen (zum Beispiel: Veränderung betrifft das Molekülinnere),

- die Funktion ist entweder gesteigert oder aber vermindert oder fehlt vollständig (zum Beispiel: bei Veränderungen im aktiven Zentrum von Enzymen),
- die Bildung des Polypeptids ist vermehrt oder vermindert (so beruht zum Beispiel die erhöhte Aktivität von Varianten der Glucose-6-Phosphat-Dehydrogenase auf einer erhöhten Produktion von Enzymmolekülen),
- Veränderung in der Funktion des Polypeptids (zum Beispiel bei HbS; die Träger dieser Variante sind gegen Malariaerreger resistent),
- die Stabilität des Polypeptids ist vermindert.

1.2.7 Sichelzell-Hämoglobin HbS

Das Sichelzell-Hämoglobin HbS hat im Unterschied zum normalen Erwachsenen HbA an Position 6 der β-Kette Valin anstelle von Glutaminsäure. Die Folge dieser Aminosäuresubstitution ist, daß das HbS bei Senkung des pO_2-Druckes seine Löslichkeit verliert und auskristallisiert. Demzufolge nehmen in der Körperperipherie Erythrozyten mit kristallinem HbS Sichelzellform an und weisen eine höhere Zerfallsbereitschaft auf (hämolytische Anämie).

1.2.8 Phänotypische Auswirkungen einer Aminosäuresubstitution im gleichen Gen

Im gleichen Gen können andere Aminosäuresubstitutionen sich phänotypisch als Zyanose bemerkbar machen:

A. Methämoglobinbildung

Ein Hämoglobinmolekül besteht aus 4 Polypeptidketten (2α- und 2β-Ketten), die jeweils ein Häm als prosthetische Gruppe aufweisen. Die Nebenvalenzbindung zum Eisen der Hämgruppe wird durch Histidin an den Positionen 58 und 87 der α-Ketten und den Positionen 63 und 92 der β-Kette geknüpft. Liegt an diesen Stellen statt Histidin Tyrosin vor, so kann die physiologisch vorkommende Oxydation von Hämoglobin zu Methämoglobin nicht mehr durch die Methämoglobin-Reduktase rückgängig gemacht werden, da Tyrosin einen stabilen Komplex mit dem Fe^{3+} der Hämgruppe eingeht. Ist jedoch von dieser Aminosäuresubstitution nur die β-Kette betroffen, so kann die reversible Sauerstoffanlagerung an den α-Ketten erfolgen.

B. Hb-Kansas

Bei dieser Hämoglobinvariante nimmt in der β-Kette die Position 102 Threonin für Asparagin ein. Die Folge dieser Aminosäuresubstitution ist, daß dadurch die Affinität zum Sauerstoff vermindert ist.

1.2.9 Aminosäuresubstitution ohne phänotypische Auswirkungen

Es kommen Aminosäuresubstitutionen an Moleküloberflächen vor, die phänotypisch keine Auswirkungen haben. So fand man bei Elektrophorese-Untersuchungen Hämoglobinmutanten, die weder Abweichungen ihrer Funktion noch in ihrer Löslichkeit aufwiesen.

1.2.10 Synthesestörungen bei Polypeptiden aufgrund von Mutationen

Es kommen auch Mutationen vor, bei denen die Produktion des betreffenden Polypeptids entweder sehr stark vermindert ist oder aber im extremsten Fall ganz fehlt. Beispiel: Thalassämie. Bei den Thalassämien liegt der genetische Defekt in einer verminderten Synthese der α- (α-Thalassämie) oder β-Ketten (β-Thalassämie). Dagegen weist die Struktur der Ketten keine Abweichungen von der Norm auf. Die klinisch-hämatologische Symptomatik äußert sich in einer Mikrozytose, verbunden mit einer eisenrefraktären Hypochromie sowie einer hämolytischen Anämie verschieden schwerer Ausprägung. Reaktiv findet man eine Erhöhung des HbF-Gehaltes.

1.2.11 Hb-Mutanten

Beim Menschen sind auf der ganzen Welt mehr als 150 verschiedene Mutationen für die Gene der Hämoglobinketten (α-, β- und γ-Ketten) gefunden worden.

1.2.12 Frequenz von Hb-Mutanten

Die meisten Hämoglobinmutanten sind sehr selten. Lediglich HbS und HbC sind bei Negern, in Teilen Griechenlands und der Türkei häufiger, während HbE in Südost-Asien und HbD in Indien gehäuft vorkommen.

1.2.13 Mutationen eines Cistrons

Unter einem Cistron versteht man die kleinste Funktionseinheit, die ein Merkmal ausbilden kann, oder anders ausgedrückt, ein Cistron ist für die Codierung einer Polypeptidkette verantwortlich. Als Allele bezeichnet man Gene, die denselben Ort (homologen Genlokus) auf einem Chromosomenpaar einnehmen. Werden nun in der Bevölkerung auf einem Genlokus verschiedenartige Allele festgestellt, so spricht man von multipler Allelie. Die Hämoglobinvarianten HbS und HbC weisen Mutationen im gleichen Cistron auf, das heißt, beide zeigen eine Aminosäuresubstitution in der Position 6 der β-Kette. Populationsgenetische Untersuchungen haben nun ergeben, daß bei einigen Negerstämmen unter anderem auch der Genotypus β^S, β^C (Phänotyp = HbSC) vorkommt. Damit konnte gezeigt werden, daß sich formalgenetisch Mutationen ein und desselben Cistrons wie multiple Allele verhalten können.

1.2.14 Mutationen an verschiedenen Hb-Cistrons

Die Hämoglobinvarianten der α- und β-Ketten werden durch Mutationen in verschiedenen Hb-Cistrons hervorgerufen. Da diese Hb-Cistrons genetisch nicht gekoppelt sind und auch nicht auf homologen Chromosomen liegen, vererben sie sich unabhängig voneinander nach dem 3. *Mendel*schen Gesetz.

1.2.15 Allgemeingültigkeit der Folgen gestörter Genaktivität

Aus Untersuchungen über die Mutanten des Enzyms Glucose-6-Phosphat-Dehydrogenase hat man die Erkenntnis gewonnen, daß die für das Hämoglobin beobachteten Gesetzmäßigkeiten auch ihre Gültigkeit für andere Proteine (Enzymproteine) haben.

1.2.16 Veränderte Enzymproteine

Ist bei Enzym-Protein-Mutanten das aktive oder das allosterische Zentrum von der Aminosäuresubstitution betroffen, so kann, je nach Schweregrad der Veränderung, die Enzymaktivität erheblich verändert sein.

1.2.17 Genetische Bedeutung von Enzymveränderungen

Mutationen an funktionell wichtigen Enzymen können zu erblichen Stoffwechselkrankheiten (zum Beispiel Phenylketonurie, Alkaptonurie usw.) führen, wenn beim Träger in bezug auf den Defekt Homozygotie vorliegt, da hierbei die Funktion des Enzyms ausfällt. Heterozygote Träger dagegen weisen meistens nur eine herabgesetzte Enzymaktivität auf, die klinisch ohne Folgen ist.

1.2.18 Biochemische Analyse von Erbkrankheiten

Abgesehen von wenigen Erbkrankheiten, die dem einfachen *Mendel*schen Erbgang folgen, ist es bis heute bei dem größten Teil der Erbkrankheiten nicht gelungen, die Veränderung in der Proteinstruktur zu finden. So ist bei vielen erblichen Stoffwechselkrankheiten (zum Beispiel Phenylketonurie, Galaktosämie, Alkaptonurie usw.) weder die Primärstruktur der Enzyme noch deren Veränderung infolge der Mutation bekannt.

1.2.19 Morphologische Anomalien – kein punktförmiger, biochemisch faßbarer Defekt

Morphologische Anomalien, wie zum Beispiel die Polydaktylie, zeigen einen dominanten Erbgang. Bisher ist bei den dominant vererbten Krankheiten die Analyse eines veränderten Proteins in den meisten Fällen nicht gelungen. Als Ursache wird vermutet, daß bei Mutationen durch Wegfall von ein oder zwei Nukleotidpaaren neuartige Genprodukte entstanden sind, die mit dem ursprünglichen Genprodukt des normalen Allels keine Ähnlichkeit mehr aufweisen.

1.2.20 Mögliche Ursachen von Erbkrankheiten mit einfachem Mendelschen Erbgang

Nach der Aufdeckung der genotypischen Ursache vieler Hämoglobinvariationen und auch einiger anderer Krankheiten kann man annehmen, daß wahrscheinlich die meisten Erbkrankheiten, die einem einfachen *Mendel*schen Erbgang folgen, durch das Fehlen oder die Anomalie eines spezifischen Proteins ausgelöst werden.

2. Chromosomen des Menschen

2.1 Charakterisierung und Darstellung menschlicher Chromosomen

2.1.1 Mitose

Als Mitose bezeichnet man die Teilung der Körperzellen. Die dabei entstehenden Tochterzellen weisen dieselbe Anzahl von Chromosomen auf und besitzen dieselbe genetische Information wie die Mutterzelle. Bevor die Teilung beginnt, hat schon eine identische Verdoppelung der Chromosomen stattgefunden. Die Mitose läßt sich in 4 Phasen unterteilen:

A. Prophase
Die Chromosomen sind erstmalig im Mikroskop zu erkennen. Die doppelt vorhandenen Zentriolen trennen sich und wandern an beide Zellpole. Von den beiden Zentriolen ziehen kontraktile Spindelfasern zu den Zentromeren der Chromosomen (Ausbildung der Spindel).

B. Metaphase
Die Kernmembran und der Nucleolus haben sich aufgelöst. Die mittlerweile verkürzten und verdickten Chromosomen, die sich durch Längsspaltung in 2 Chromatiden geteilt haben, jedoch noch am Zentromer zusammengeheftet sind, ordnen sich in der Äquatorialebene an. In dieser Phase zeigen die Chromosomen die charakteristischen $\wedge$- oder x-förmigen Figuren.

C. Anaphase
Unter dem Zug der Spindelfasern werden die beiden Chromatiden am Zentromer geteilt und zu den beiden Polen der Zellen gezogen (Karyokinese).

D. Telophase
Aus den entspiralisierten Chromatiden (Tochterchromosomen) entsteht der Tochterkern, der von einer Kernmembran umgeben wird. Die Nucleoli treten wieder auf. Nachdem dann noch die Teilung des Zelleibes (Zytokinese) vonstatten gegangen ist, ist die Mitose beendet.

Meiose
In der Meiose, die aus einer Reduktions- und Reifeteilung (oder I. und II. Reifeteilung) besteht, wird der diploide Chromosomensatz auf einen haploiden Chromosomensatz reduziert. Die Prophase der ersten meiotischen Teilung verläuft in folgenden Abschnitten:

A. Leptotän
Die Chromosomen werden sichtbar und liegen in einem wirren Knäuel vor.

B. Zygotän
Die homologen Chromosomen legen sich nebeneinander. Es beginnt die Parallelkonjugation (Synapsis).

C. Pachytän
Die Parallelkonjugation wird beendet. Schon vor der Paarung ist die Längsspaltung der beiden homologen Chromosomen zu sehen, so daß insgesamt 4 Chromatiden nebeneinder liegen (Tetrade beziehungsweise Bivalente). In diesem Stadium ist ein Austausch zwischen den Gensubstanzen der Chromatiden möglich (crossing over).

D. Diplotän
Es kommt zur Trennung der konjugierten Chromosomen.

E. Diakinese
Die Chromosomen sind maximal verkürzt.
Jetzt ist die meiotische Prophase I abgeschlossen. Es schließen sich Metaphase I, Anaphase I und Telophase I an. Der gravierende Unterschied zur Mitose besteht darin, daß bei dieser Teilung ganze Chromosomen auf die beiden Zellpole verteilt werden. Die Chromosomenzahl beträgt nur noch 23. Nun schließt sich eine 2. Reifeteilung an, die im Prinzip wie eine Mitose abläuft. Das Resultat der Meiose sind beim Mann vier haploide Spermatiden und bei der Frau eine haploide Eizelle sowie drei Polkörperchen.

Aneuploide
Wenn bei der Reifeteilung ein homologes Chromosomenpaar keine Trennung erfahren hat (non-disjunction), können in der Tochterzelle Chromosomenzellen in der Überzahl sein oder sogar fehlen. Dieses Phänomen bezeichnet man als Aneuploidie.

2.1.2 Chromosomenanalyse

Zur Chromosomenanalyse werden teilungsfähige Zellen kultiviert. Folgendes Zellmaterial wird benutzt:
– peripheres Blut (Lymphozyten),
– Knochenmark,
– Fibroblasten aus Haut oder Fascie,
– Amnionzellen aus dem Fruchtwasser.
Die wichtigsten Arbeitsgänge der Zellkultur- und Chromosomendarstellung:

A. Gewebekultur
Mit Hilfe eines Nährmediums werden sich teilende Zellen kultiviert und damit die Chromosomen einer Untersuchung zugänglich gemacht.

B. Colchicin
Durch Zugabe des Spindelgiftes Colchicin wird die Mitose im Stadium der Metaphase arretiert.

C. Hypotonische Lösungen
Nach Herstellung einer Zellsuspension wird diese mit hypotonischen Lösungen inkubiert. Dadurch wird eine Ausbreitung der Chromosomen erreicht und eine Überlagerung der Chromosomen verhindert.

D. Antibiotika, Antimykotika
Dadurch wird verhindert, daß eine Infektion, die trotz steriler Arbeitsbedingungen aufgetreten sein sollte, die Gewebekultur schädigt. Wichtig ist die Zugabe von Antibiotika und Antimykotika besonders bei Dauerkulturen.
Anschließend können die Chromosomen durch folgende Techniken identifiziert werden:
– morphologische Methode,
– Fluoreszenzmethode,
– autoradiographische Methode,
– Giemsa-Methode.

2.1.3 Untersuchung von Chromosomen

Die Untersuchung der Chromosomen erfolgt in der Regel im Metaphasestadium der Mitose. In dieser Phase sind die Chromosomen maximal kontrahiert und in der Äquatorialebene der Zelle angeordnet.

2.1.4 Klassifizierung der menschlichen Chromosomen nach dem Denver-Schema

1960 sind die Cytogenetiker in Denver übereingekommen, die Chromosomenpaare entsprechend ihrer Länge und der Lage ihrer Zentromeren in Gruppen aufzuteilen. Dabei erhält jede Gruppe einen großen Kennbuchstaben, während die einzelnen Chromosomenpaare durch Ziffern von 1–22 plus XX beziehungsweise XY kenntlich gemacht werden. Solch eine Darstellung des Chromosomensatzes einer Zelle wird als deren Karyotyp bezeichnet. Die Gruppeneinteilung geht nach abnehmender Chromosomenlänge:

Gruppe A Chromosomenpaare 1– 3   (groß, metazentrisch bis submetazentrisch)

Gruppe B Chromosomenpaare 4, 5   (groß, kürzer als die Chromosomen der Gruppe A, submetazentrisch)

Gruppe C Chromosomenpaare 6–12   (X-Chromosomen gehört zur C-Gruppe)

Gruppe D Chromosomenpaare 13–15   (akrozentrisch)

Gruppe E Chromosomenpaare 16–18   (16 metazentrisch, 17 und 18 submetazentrisch)

Gruppe F Chromosomenpaare 19, 20   (kleine Chromosomen, metazentrisch)

Gruppe G Chromosomenpaare 21, 22   (sehr kurz, akrozentrisch, mit Satelliten; Y-Chromosom ähnelt den Chromosomen der Gruppe G)

Das Y-Chromosom wird als kleines akrozentrisches Chromosom der Gruppe G zugeordnet. Es unterscheidet sich jedoch von den kleinsten Autosomen dadurch, daß es keine Satelliten aufweist und in seiner Länge von Individuum zu Individuum stärkere Abweichungen zeigt.

Im Stadium der Metaphase sind die Chromatiden (Chromosomenhälften) noch am Zentromer (Primärkonstriktion) zusammengeheftet. Man unterscheidet aufgrund der Lage des Zentromers:

– metazentrisch (a)
– submetazentrisch (b)
– akrozentrisch (c)
p = kurzer
q = langer   Arm des Chromosoms

2.1.5 Identifizierung einzelner Chromosomenpaare

Dank spezieller Färbeverfahren ist über die morphologische Klassifizierung hinaus eine genaue Identifizierung der einzelnen Chromosomen ermöglicht worden. Mit Hilfe dieser Färbeverfahren (Giemsa = G-Bande, Fluoreszenzfarbstoff = Q-Bande) kann man auf den Chromosomen Bandenmuster aufzeigen. Diese Bandenmuster, die für jedes Chromosom individuell charakteristisch sind, erlauben eine genaue Identifizierung normaler und aberranter Chromosomen. Es ist sogar möglich, anhand dieser Bandenmuster in manchen Fällen die Herkunft von Chromosomenfragmenten festzustellen.

2.1.6 Formunterschiede bei Chromosomen ohne Krankheitswert

Es gibt individuelle Strukturunterschiede einzelner Chromosomen (sogenannte chromosomale Polymorphismen), die keinen Krankheitswert besitzen, da wahrscheinlich die DNS in diesen Abschnitten inaktiviert ist oder die Abweichung der Gene kompensiert wird. Solche Strukturvarianten (Marker) werden öfter an den Sekundärkonstriktionen der Chromosomen 1, 9 und 16 sowie an den kurzen Armen der akrozentrischen Autosomen angetroffen.

Die Marker werden nach den *Mendel*schen Regeln durch die Generationen hindurch vererbt und können dadurch auch bei genetischen Gutachten als Abstammungsnachweise Verwendung finden.

2.2 Geschlechtschromosomen

2.2.1 Inaktivierte X-Chromosomen

Liegt mehr als ein X-Chromosom in einer Körperzelle vor, so wird jedes weitere X-Chromosom genetisch inaktiviert. Die genetisch inaktivierten Chromosomen zeigen sich durch einen heteropyknotischen Zustand aus, in dem sie nicht fähig sind, ihren genetischen Code auf die m-RNS zu transkribieren. Hinzu kommt noch, daß sie einen sehr späten Replikationszeitpunkt aufweisen.

2.2.2 Barr'sche Körperchen

Im Interphasekern finden sich die inaktivierten X-Chromosomen als *Barr*'sche Körperchen (Sexchromatin). Es handelt sich dabei um randständige heterochromatische Chromatinverdichtungen. In den segmentkernigen Leukozyten von Frauen finden sich analoge Chromatinkörperchen (Drumsticks beziehungsweise Trommelschlegelfortsätze). Die Anzahl der *Barr*'schen Körperchen in einer Zelle beträgt in der Regel: Zahl der X-Chromosomen minus 1. Lediglich bei triploidem und tetraploidem Chromosomensatz (69 beziehungsweise 92) findet diese Regel ihre Ausnahme.

2.2.3 Zufällige Inaktivierung

Ob in der Zelle das X-Chromosom der Mutter oder des Vaters der Inaktivität anheim fällt, hängt in der Regel vom Zufall ab. Dabei ist zu beachten, daß die genetische Inaktivierung des 2. X-Chromosoms erst im Blastozystenstadium (12. bis 18. Tag nach der Befruchtung) auftritt, so daß pathologische Genkombinationen auf dem X-Chromosom sich in diesem Zeitraum somatisch ausbilden können. Liegen bei einem X-Chromosom strukturelle Veränderungen vor, so wird in diesem Falle das geschädigte X-Chromosom genetisch inaktiviert. (Selten vorkommende Ausnahme von der Regel der zufälligen Inaktivierung.)

2.2.4 Bedeutung der zufälligen Inaktivierung

Die vom Zufall abhängige Inaktivierung eines X-Chromosoms hat für die Wirkung X-chromosomaler Gene folgende Bedeutung:

A. **Dosiskompensation**

Im homogametischen Geschlecht wird durch die Inaktivierung des einen X-Chromosoms das Ungleichgewicht in bezug auf die unterschiedlichen Gendosen zwischen den beiden Geschlechtern ausgeglichen.

B. **Variabilität der heterozygoten Frau**

Die Frau ist Konduktorin für rezessive, X-chromosomale, vererbte Krankheiten. Da es vom Zufall abhängt, ob in der Zelle das mütterliche oder väterliche Chromoson inaktiviert wird, kommen bei der Frau Zellen vor, in denen das gesunde Gen inaktiviert ist, sowie Zellen, in denen das mutierte Gen inaktiviert ist. Dieses Phänomen stellt ein funktionelles Mosaik dar. Nachweisbar ist dieses Mosaikphänomen bei Frauen mit vererbten Glucose-6-Phosphat-Dehydrogenase-Mangel (Favismus). Sie weisen sowohl Erythrozyten mit Enzymaktivität als auch Zellen ohne Enzymaktivität auf. Mit Hilfe der Nilblausulfat-Reaktion kann man die Zellen anfärben, in denen das defekte X-Chromoson inaktiviert vorliegt.

2.2.5   Das Y-Chromatin

Im Interphasekern stellt sich auch das Y-Chromoson als kleines, wenig auffälliges Chromatinkörperchen dar. Es entspricht dem heterochromatischen Abschnitt des Y-Chromosoms.

2.2.6   Nachweis der Chromatine

Für den Nachweis des X- beziehungsweise Y-Chromatins sind besonders folgende Zellen geeignet:
- Haarwurzelzellen
- Fibroblasten
- Schleimhautepithel
- peripheres Blut (drumsticks)

2.2.7   Zahl der Y-Chromatinkörperchen

Im Zellkern finden sich im allgemeinen genauso viele Y-Chromatinkörperchen wie Y-Chromosomen.

2.3   Geschlechtsbestimmung und -differenzierung

2.3.1   Gonadengeschlecht

Das Gonadengeschlecht wird durch die Geschlechtschromosomen determiniert. Bis zum 3. Embryonalmonat ist die Geschlechtsentwicklung indifferent, erst dann macht sich der Einfluß der Geschlechtschromosomen bemerkbar. Das Y-Chromosom ist für die Differenzierung des ursprünglich unspezifischen Blastems zu interstitiellen Hodenzellen verantwortlich. Diese Induktion auf die Gonade setzt sich sogar gegenüber mehreren X-Chromosomen durch (Patienten mit XXXY als Chromosomensatz haben männliche Geschlechtsmerkmale). Die Wirkung des Y-Chromosoms auf die indifferente Gonadenanlage setzt nämlich früher ein als die Wirkung der X-Chromosomen, so daß das Blastem der Gonade wahrscheinlich schon vorher irreversibel determiniert ist. Liegen nur 2 X-Chromosomen vor, so entstehen aus dem Blastem Folikelzellen, so daß sich ein Ovar bildet.

2.3.2 Intersexualität

Intersexualität kann ihre Ursache in Chromosomenaberrationen haben. Bei den klassischen Formen der Intersexualität sind Mosaikbildungen von Geschlechtschromosomen gefunden worden, die sowohl 2 oder mehr normale, als auch aberrante Zellinien aufweisen. Diese Mosaike sind jedoch selten.

2.3.3 Differenzierung des Genitalapparates

Die Geschlechtschromosomen determinieren nur die Entwicklung der Gonade in Richtung weibliche oder männliche Anlage. Für die Ausdifferenzierung der inneren oder äußeren Geschlechtsorgane sind Hormone verantwortlich. Das im Hoden des Embryos synthetisierte Testosteron induziert die Entwicklung von Samenleitern und Nebenhoden aus dem *Wolff*schen Gang und die Bildung von Penis und Scrotum aus dem Tuberculum genitale und den labioscrotalen Falten. Der zweite Stoff, der im Hoden produziert wird und einen Einfluß auf die sexuelle Differenzierung hat, ist der Oviduktrepressor. Er unterdrückt die Ausbildung des weiblichen inneren Genitale (Uterus und Tuben). Bei dem Krankheitsbild der testikulären Feminisierung kann das in physiologischen Mengen gebildete Testosteron nicht in die aktive Form, das Dihydrotestosteron, umgewandelt werden. Die Folge ist, daß das äußere Genital weiblich ausgebildet wird. Da die Wirkung des Oviduktrepressors nicht gestört ist, fehlen Uterus und Tuben.
Bei der Oviduktpersistenz des Mannes (ein autosomal rezessives Erbleiden) liegt ein Mangel des oviduktunterdrückenden Faktors im Hoden vor. Klinisch äußert sich das Krankheitsbild darin, daß neben normalen männlichen Genitalorganen auch Uterus und Tuben vorhanden sind.

2.3.4 Monogene erbliche Syndrome mit Intersexualität

Die wichtigsten monogenen erblichen Syndrome mit Intersexualität sind:
– adrenogenitales Syndrom
– testikuläre Feminisierung

- *Swyer*-Syndrom (hochgradig zurückgebildete Testes, sonst typisch weibliches Geschlecht)
- unvollständige testikuläre Feminisierung als besondere Form des Pseudohermaphroditismus masculinus
- pseudovaginale perineoscrotale Hypospadie als Sonderform des Pseudohermaphroditismus masculinus.

2.3.5 Festlegung des standesamtlichen Geschlechtes

Das Geschlecht des Kindes muß im Geburtenbuch festgehalten werden (§ 21, Abs. 1 Art 3 des Personenstandgesetzes). Da der Begriff „Zwitter" im deutschen Recht nicht vorkommt, muß grundsätzlich das Geschlecht eingetragen werden, auf das die körperlichen Geschlechtsmerkmale des Kindes hindeuten (Hoden, Nebenhoden, Samenwege, Penis bzw. Ovarien, Tuben, Uterus, Vagina, Vulva).

3. Chromosomenaberrationen

3.1 Entstehungsmechanismen

3.1.1 Non-disjunction

Numerische Chromosomenaberrationen entstehen durch Fehlverteilungen einzelner Chromosomen (non-disjunction) während der Meiose oder Mitose. Kommt es bei Meiose nicht zur Trennung eines Chromosomenpaares, sondern gelangen beide Chromosomen regelwidrig in dieselbe Keimzelle, so treten Zellen mit 24 und 22 Chromosomen auf. Von den beiden abnormen Zellen stirbt jedoch bei der Frau eine ab und wird zum Richtungskörperchen. Zur non-disjunction kann es sowohl in der ersten als auch in der zweiten Reifeteilung kommen, als auch in beiden Reifeteilungen. Die Folge sind aneuploide Keimzellen. Tritt die Non-disjunction in der Mitose auf, dann gelangen die ungeteilten Chromatiden eines Chromosoms in die Tochterzelle, so daß wir monosome und trisome Zellen vorfinden. Mosaikformen entstehen, wenn die Non-disjunction in Mitosen nach der Zygotenbildung (Blastozystenstadium) auftritt. Solche Mosaike weisen Zellinien mit euploiden und aneuploiden Zellen auf.

3.1.2 Non-Disjunction und Lebensalter

Das Alter der Mutter spielt bis zum 30. Lebensjahr keine Rolle für das Auftreten von Trisomien infolge Non-disjunction. Ab dem 30. Lebensjahr steigt jedoch das Risiko im logarithmischen Maßstab ungefähr linear an. Dagegen beeinflußt das Alter des Vaters das Auftreten von Trisomien nicht.

3.1.3 Strukturaberrationen

Die wichtigsten Strukturaberrationen sind:

A. Deletion
Darunter versteht man den Ausfall eines Chromosomenstückes.

B. Duplikation
Bei der Duplikation heftet sich das Bruchstück an den entsprechenden Abschnitt des homologen Chromosoms.

C. Defizienz
Hier liegt ein Verlust eines terminalen Chromosomenabschnittes vor.

D. Inversion
Eine Inversion kommt zustande, wenn ein Bruchstück nach 180°-Dre-

hung wieder in das Chromosom eingefügt wird. Man unterscheidet 2 Formen:

- perizentrische Inversion (das Chromosomenbruchstück beinhaltet das Zentromer)
- parazentrische Inversion (der Chromosomenbruch liegt außerhalb der Zentromerregion)

E. Insertion

Bei der Insertion wird ein interkalares Stück eines Chromosoms in die Bruchstelle eines anderen (nicht homologen) Chromosoms eingefügt. Die Insertion erfordert 3 gleichzeitige Bruchereignisse.

F. Translokation und reziproke Translokation

Bei einer Translokation vollzieht sich ein Austausch von Bruchstücken zwischen 2 nicht-homologen Chromosomen. Geht dabei kein Genmaterial verloren, gilt die Translokation als balanciert. Bei der reziproken Translokation werden die terminalen Chromosomenfragmente zwischen 2 nicht-homologen Chromosomen ausgetauscht. Es sind nur 2 Bruchereignisse erforderlich.

G. Ringchromosom und Isochromosom

Ein Ringchromosom entsteht durch Vereinigung seiner beiden Bruchenden nach doppelter Defizienz. Die Folge einer Zentromerteilung quer zur Chromosomenachse (normal: längs zur Chromosomenachse) ist ein Isochromosom. Ist die Zellteilung abgeschlossen, finden wir ein Isochromosom des langen Arms und des kurzen Arms vor.

3.2   Häufigkeit

3.2.1   Häufige numerische Chromosomenaberrationen

Die häufigsten numerischen Chromosomenaberrationen beim Menschen sind:

A. Trisomie 13
   (D-Trisomie, *Patau*-Syndrom)   Häufigkeit 1:7600 bis 9000
B. Trisomie 18
   (E-Trisomie, *Edwards*-Syndrom)   Häufigkeit 1:3500 bis 6700
C. Trisomie 21
   (G-Trisomie, *Down*-Syndrom)   Häufigkeit 1:600
D. Triplo-X-Frauen, „Superfemale"   Häufigkeit 1:1000
E. Klinefelter-Syndrom
   Häufigkeit bei männlichen Individuen 1 bis 2:1000
F. *Turner*-Syndrom   Häufigkeit 1:2500

3.2.2 Chromosomenaberrationen bei Neugeborenen

Mindestens 6 bis 9% aller Zygoten weisen eine numerische Chromosomenanomalie auf. Aufgrund der hohen Rate von Spontanaborten bei diesen Zygoten, liegt jedoch die Häufigkeit von numerischen Chromosomenaberrationen bei Neugeborenen etwa bei 0,4 bis 0,6%.

3.3   Phänotyp

3.3.1 Phänotyp und Chromosomenaberration

Der Phänotyp wird durch das Zusammenwirken von Umwelt- und genetischen Faktoren geprägt. Inwieweit nun Umwelt und Genotyp jeweils Einfluß auf die Ausgestaltung des Phänotyps haben oder sich wechselseitig beeinflussen, ist bisher kaum geklärt. Auch bei einigen numerischen Chromosomenaberrationen, deren Phänotypen in ihrer klinischen Hauptsymptomatik immer wiederkehren, ist es bisher nicht gelungen, die Symptome durch Störungen einfacher biochemischer Grundvorgänge zu erklären. Das liegt daran, daß die Genzahl auf einem Chromosom doch recht hoch ist und über die Wechselwirkung der einzelnen Gene untereinander wenig bekannt ist.

3.4   Gonosomale Chromosomenaberrationen

3.4.1 Wichtigste gonosomale Chromosomenaberrationen

Die wichtigsten gonosomalen Chromosomenaberrationen sind:
- Triplo-X-Frauen, „Superfemale"
- *Turner*-Syndrom XO
- *Klinefelter*-Syndrom XXY
- Mosaik von *Turner* und *Klinefelter*-Syndrom

Mosaik
Treten beim Individuum sowohl Zellen mit normalem Karyotyp als auch mit Chromosomenanomalien auf, die alle von derselben Zygote herrühren, so bezeichnet man diese Konstellation als Mosaik.

3.4.2 Die wichtigsten Symptome des Klinefelter-Syndroms

- Überdurchschnittliche Körperhöhe
- Verhaltensstörungen (ohne Ehrgeiz, Unselbständigkeit mit reaktiven, aggressiven Ausbrüchen)
- leicht verminderte Intelligenz (besonders Lese- und Schreibschwierigkeiten)

- Hoden bleiben abnorm klein auch nach der Pubertät (konst. klin. Zeichen)
- Azoospermie
- Gynäkomastie

3.4.3 Die wichtigsten Symptome des Turner-Syndroms

- Minderwuchs (kommt immer vor)
- Flügelfell
- weit auseinanderliegende Mamillen
- breiter Schildthorax
- Cubitus valgus
- Kardiovaskuläre Anomalien (Pulmonal- oder Aortenisthmusstenose)
- Ausbleiben der Menstruation mit Sterilität
- Neigung zur Antikörperbildung gegen Schilddrüsenzellen

3.4.4 Ursachen des Turner-Syndroms

Dem *Turner*-Syndrom liegen in den meisten Fällen ein postmeiotischer Chromosomenverlust durch zu langsames Wandern eines X- oder Y-Chromosoms zum Spindelkörper während der Anaphase zugrunde. Das *Turner*-Syndrom zeigt somit keine Abhängigkeit vom Alter der Mutter. Infolge des postmeiotischen Chromosomenverlustes findet man 45,X-Zellen gehäuft im Mosaikverband mit normalen 46,XX- oder 46,XY-Zellen.

3.4.5 Strukturaberrationen des Turner-Syndroms

Symptome des *Turner*-Syndroms finden sich bei folgenden gonosomalen Strukturaberrationen:

a) **betrifft das X-Chromosom**
   - bei komplettem Ausfall des kurzen Arms
   - bei Isochromosombildung durch Deletion des kurzen Armes
   - bei Isochromosombildung der langen Arme (dieses X-Chromosom wird immer inaktiviert)

b) **betrifft das Y-Chromosom**
   - Deletion des langen Arms

3.4.6 Frequenz des Turner-Syndrom

Das *Turner*-Syndrom kommt relativ selten vor. Seine Häufigkeit liegt nur bei einem Fall auf 2500 Neugeborene. Die Ursache liegt darin begründet, daß über 90% der XO-Zygoten spontan abortieren.

3.4.7 Seelische und körperliche Eigenschaften bei Männern mit dem Karyotyp 47,XYY

Der Karyotyp 47,XYY tritt infolge einer Non-disjunction in der Spermiogenese auf. Die Männer zeigen folgende körperliche und seelische Eigenschaften:
- Körpergröße meist über 1,80 m
- Schwachsinn
- starke Labilität
- Gewalttätigkeit
- auf Enttäuschung wird mit Aggressivität reagiert

3.5 Autosomale Aberrationen

3.5.1 Trisomie 21 (Down Syndrom)

Die wichtigsten Symptome sind:
- kurzer, kleiner Schädel
- schräge Lidachsen
- Epikanthus
- *Brushfield* Spots (in der Iris sind kleine weiße Flecken zu sehen)
- Malayenfuß (zwischen der I. und II. Zehe ist der Abstand größer)
- Klinodaktylie der Hände
- überstreckbare Gelenke
- Herz- und Magen-Darm-Mißbildungen
- Muskelhypotonie
- Schwachsinn

3.5.2 Trisomie 13 (Patau-Syndrom)

Die wichtigsten Symptome sind:
- Lippen-, Kiefer-, Gaumenspalte
- Iriskolobom
- Mikrophthalmie
- Hexadaktylie an Kleinfinger- und Kleinzehenseite
- Teleangiektasien am Kopf
- Herzfehler
- Mißbildungen anderer innerer Organe (polyzystische Nieren, Hirnfehlbildungen)
- Krämpfe
- Muskelhypotonie

3.5.3 Trisomie 18 (Edwards-Syndrom)

Die wichtigsten Symptome sind:
- Flexionskontrakturen der Finger
- langer, schmaler Schädel
- dysplastische Ohren
- kurzes Sternum
- Herz- und Hirnfehler
- schwere Entwicklungsverzögerung

3.5.4 Mosaikmongolismus

Ein Chromosomenmosaik (gleichzeitiges Vorkommen von normalen und
trisomen Zellinien) kann entweder in der ersten Furchungsteilung oder aber
im Blastozystenstadium durch Non-disjunction während der Mitose auftreten. Dabei sind 2 Entstehungsmöglichkeiten gegeben:
- eine trisome Zygote erfährt einen Chromosomenverlust während der
  mitotischen Teilung
- aus einer normalen Zelle entsteht durch mitotische Non-disjunction eine
  trisome Zelle und eine monosome Zelle, wobei die monosome Zellinie
  nicht lebensfähig ist.
Einen Mosaikbefund weisen 2% aller Mongoloiden auf. Die mongoloiden
Symptome sind um so stärker ausgeprägt, je höher der Anteil an trisomen
Zellen ist.

3.5.5 Down-Syndrom bei Kindern von Trägern einer balancierten Translokation 21

An eine Translokation muß man denken, wenn bei Kindern von jungen
Müttern ein Mongolismus auftritt oder aber wenn ein Mongolismus familiär
gehäuft vorkommt. Unter diesen phänotypisch gesunden Eltern ist oft ein
Elternteil Träger einer balancierten Translokation 21, das heißt der Karyotyp
besteht zwar nur aus 45 Chromosomen, jedoch ist aufgrund der Translokation eines der beiden Chromosomen 21 auf ein anderes Chromosom (zum
Beispiel Translokation 13/21 oder 15/21) kein Chromosomenmaterial verloren gegangen. Geht aus einer Ehe eines Translokationsträgers mit einem
genotypisch gesunden Elternteil ein Kind hervor, so beträgt die Wahrscheinlichkeit für die Geburt eines gesunden Kindes, eines Translokationsträgers
und eines mongoloiden Kindes jeweils 33⅓%, da die bei der Befruchtung
theoretisch noch mögliche monosome Zygote letal ist.
Aufgrund von bisher noch nicht bekannten selektiven Einflüssen beläuft sich
die tatsächliche Wahrscheinlichkeit für ein mongoloides Kind auf ca. 4%,
wenn der Vater balancierter Translokationsträger ist und auf ca. 9%, wenn
die Mutter die balancierte Translokation aufweist.

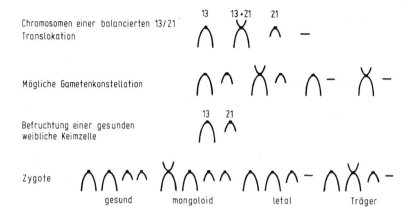

3.5.6 Ursache des Katzenschreisyndroms

Dieses Krankheitsbild entsteht durch den Verlust des kurzen Arms eines Chromosomes 5. Die Deletion kann auf zwei Arten zustande kommen:
– Infolge eines Bruches ist ein Fragment abhanden gekommen (sporadisches Auftreten).
– Ein durch einen zweiten Bruch entstandenes Fragment desselben oder eines anderen Chromosoms hat sich an das erste Bruchende angelagert (kommt vor als nicht-balancierte Translokation bei Kindern, von denen ein Elternteil Träger einer balancierten Translokation ist).

3.5.7 Symptome des Katzenschreisyndroms

Die wichtigsten Symptome des Katzenschreisyndroms sind:
– die Neugeborenen und jungen Säuglinge schreien ähnlich wie balzende Kater
– weiter Augenabstand
– Verkümmerung des Kinns (Mikrogenie)
– starke geistige und körperliche Retardierung der Kinder

3.6   Chromosomenaberrationen bei Aborten

3.6.1   Spontanaborte

Spontanaborte werden in ungefähr 20% der Fälle durch Chromosomenaberrationen ausgelöst. Am häufigsten findet man eine autosomale Trisomie als Chromosomenaberration. Trisomien des X-Chromosoms treten als Ursache von Spontanaborten kaum in Erscheinung. Wichtig ist, daß die Rate der Spontanaborte bei Vorliegen einer Trisomie eine Zunahme mit steigendem Lebensalter der Mutter aufweist.

3.6.2   Habituelle Aborte

Eine Chromosomenanalyse der Eltern ist dringend erforderlich bei habituellen Aborten, um genetische Ursachen aufzudecken oder auszuschließen. Das gehäufte Auftreten von Aborten findet sich außer bei autosomalen Trisomien (siehe 3.6.1) auch vermehrt, wenn ein Elternteil Träger einer balancierten Translokation ist, da bei dieser Konstellation öfter mit der Entstehung einer trisomen Zygote gerechnet werden muß (siehe 3.5.5).

3.7   Somatische Chromosomenaberrationen

Somatische Chromosomenaberrationen treten im allgemeinen erst im weiteren Leben eines Menschen auf und beschränken sich auf spezifische Zellklone.

3.7.1   Auftreten von somatischen Chromosomenaberrationen

Chromosomenaberrationen finden sich bei:
a) **soliden Tumoren**
   – primäres Mamma-Ca, Schilddrüsen-Ca, Retinoblastom u. a.
   – vor allem bei malignen Tumoren werden neben Aneuploidien, Tetraploidien und Pseudoploidien sogenannte Markerchromosomen gefunden. Sie zeigen Abweichungen in Größe und Gestalt von den normalen Chromosomen und sind die Folge von Strukturumbauten oder Chromosomenstückverlusten.
b) **verschiedenen Leukämieformen**
   – Chronisch myeloische Leukämie (siehe unter 3.7.2)
   – akute myeloische Leukämie (ab und zu Strukturveränderungen individueller Chromosomen, Aneuploidien)
   – lymphatische Leukämie (meist Euploidie; bei der akuten lymphatischen Leukämie konnten auch aneuploide Zellinien gefunden werden)

3.7.2   Philadelphia-Chromosom

Die chronisch myeloische Leukämie zeichnet sich durch eine langsam schleichende tumorartige Wucherung der granulozytären Zellen aus. Es kommt sowohl zur Vermehrung von reifen Zellen als auch zur Ausschwemmung von unreifen Granulozyten in das periphere Blut. In den Zellen der Myelopoese läßt sich in den meisten Fällen das Philadelphia-Chromosom (Ph$_1$-Chromosom) nachweisen. Es handelt sich hierbei um eine Defizienz des langen Arms des Chromosoms 21. Das Philadelphia-Chromosom, das noch in der Zygote nachweisbar ist, wird zur Sicherung der hämatologischen Diagnose herangezogen.

3.7.3 Chromosomenbrüche

Bei folgenden Erbkrankheiten, die alle autosomal-rezessiv vererbt werden, treten gehäuft Chromosomenbrüche auf:

A. Fanconi-Panmyelopathie
Hauptsymptome: Makrozytäre Anämie sowie Leukopenie und Thrombozytopenie; braune Pigmentflecken; unterschiedliche innere Mißbildungen sowie Fingeranomalien

B. Ataxia teleangiectasia (Louis Barr-Syndrom)
Hauptsymptome: zerebellare Ataxie und Tremor im Kleinkindesalter; Teleangiektasien und café au lait-Flecken im Gesicht; Antikörpermangel und Lymphozytopenie

C. Bloom-Syndrom
Hauptsymptome: Minderwuchs; Teleangiektasien sowie Erytheme im Gesicht; Mangel an Immunglobulinen

D. Xeroderma pigmentosum
Hauptsymptome: an lichtexponierten Hautstellen Auftreten von Entzündungen mit Übergang in flächenhafte Hyperpigmentierung und Teleangiektasien; maligne Entartung über warzenähnliche Gebilde als Zwischenstufen

Eine vermehrte Chromosomenbrüchigkeit soll auch noch bei der *Kostmann*-schen Agranulozytose (autosomaler rezessiver Erbgang), der Gluthathionreduktase-Defizienz (autosomal dominanter Erbgang) und der erblichen perniziösen Anämie (Erbgang unbekannt) vorgefunden worden sein.

Chromosomenbrüche können auch vorkommen nach:
- Bestrahlung (zum Beispiel durch ionisierende Strahlen wie Röntgen, Atombombe)
- Virusinfektion (Röteln, Masern, Windpocken)
- Intoxikation (zum Beispiel durch chemische Einflüsse wie Dimethylbenzanthrazen, Cyclophosphamid, Benzol, Senfgas u. a.)

3.8   Chromosomenkartierung

3.8.1   Prinzip der Genlokalisation mit Hilfe von Chromosomenaberrationen und Zellhybridisierung

Um die speziellen Genorte auf den einzelnen Chromosomen bestimmen zu können, nutzt man Chromosomenaberrationen aus. Man führt künstlich

Chromosomenbrüche herbei und untersucht dann kreuzungsgenetisch und zytologisch die Koppelungsgruppen, die infolge der Translokationen und Inversionen neu entstanden sind. So können aufgrund von zytologisch erfaßbaren Chromosomenstückverlusten (mit Hilfe der Bandenanalyse) rezessive Allele ihre Wirkung entfalten (Pseudodominanz).

Mit Hilfe des Verfahrens der Zellhybridisierung kann man Zellkerne von Maus- und Menschenzellen in Kulturen miteinander fusionieren. Danach führt man künstliche Teilungen der verschmolzenen Kernanteile herbei. Aus jedem Teilungsschritt geht das Mausgenom im großen und ganzen vollständig erhalten hervor, während beim menschlichen Genom einzelne Chromosomen verloren gegangen sind. Dadurch treten verschiedene Hybridklone auf, die sich in ihren Chromosomenmustern voneinander abgrenzen lassen. Auf diese Weise ist eine Zuordnung von Genen zu bestimmten Chromosomen möglich (sogenannte Chromosomenkartierung).

4. Formale Genetik

4.1 Kodominante Vererbung

4.1.1 Kodominante Vererbung liegt vor, wenn man die Genwirkung zweier Allele nebeneinander nachweisen kann. In einem solchen Fall verhält sich also kein Allel gegenüber dem anderen dominant oder rezessiv, so daß beide Allele erkennbar wirksam sind.

4.1.2 Beispiele für kodominante Vererbung finden sich in den verschiedenen Blutgruppensystemen (A tritt mit B bei AB, M neben N bei MN auf), bei Enzymen (Saure Phosphatase der Erythrozyten, Phosphoglukomutase, Serum-Cholinesterase) und Plasmaproteinen (Haptoglobine, Albumine).

4.2 Dominant autosomale Vererbung

4.2.1 Im ursprünglich strengen Sprachgebrauch bezeichnet man ein Allel als dominant, wenn beim Heterozygoten neben seiner Wirkung die Wirkung des anderen Allels nicht erkennbar ist, das äußere Bild also gleich oder ähnlich wie bei Homozygotie ist. Im medizinischen Sprachgebrauch ist es jedoch üblich, von Dominanz zu sprechen, wenn ein Gen bereits in heterozygotem Zustand eine deutlich erkennbare pathologische Wirkung hat, wobei nicht berücksichtigt wird, wie die phänische Wirkung des Gens bei Homozygotie ist, und Übereinstimmung mit dem Erscheinungsbild bei Heterozygotie besteht.

4.2.2 Beispiele für dominante autosomale Vererbung

(„Autosomen" ist eine Bezeichnung für alle Chromosomen mit Ausnahme der Geschlechtschromosomen)
Beispiele für eine dominante autosomale Vererbung sind:
- Chondrodystrophie
- Zystennieren
- Marfan-Syndrom
- Myositis ossificans
- Osteogenesis imperfecta Typ Lobstein
- Tuberöse Sklerose

4.2.3   Kriterien für den Nachweis einer autosomal dominanten Vererbung an einer einzigen Sippe

– Eltern, von denen ein Teil gesund und der andere an einer autosomal dominant vererbbaren Erkrankung leidet, werden unter Berücksichtigung der statistischen Wahrscheinlichkeit zur Hälfte gesunde und zur Hälfte kranke Kinder haben. Eine Ausnahme von diesem Regelfall wird eintreten, wenn das autosomal dominant vererbte Merkmal bei den Trägern nicht manifest wird, d. h. nicht in Erscheinung tritt. Bei dieser sogenannten „unregelmäßigen Dominanz" können Generationen übersprungen werden, was den Anschein erweckt, als sei das Verhältnis von Gesunden zu Kranken im Durchschnitt größer als 1:1.

– Ein wirklich gesundes Kind eines Merkmalträgers (welches das Merkmal nicht in seinem Chromosomensatz trägt) kann aus einer Ehe mit einem gesunden Partner nur gesunde Kinder haben.

– Da autosomal vererbte Merkmale nicht geschlechtsspezifisch weitergegeben werden, findet sich ein autosomal dominant vererbtes Merkmal, unabhängig vom Geschlecht des Überträgers bei den Eltern, gleich oft bei den Söhnen und Töchtern.

4.2.4   Erbgang bei regelmäßiger Dominanz eines Gens

Kinder, die aus einer Verbindung zwischen einem gesunden und einem kranken Elternteil hervorgehen, weisen bei regelmäßiger Dominanz in bezug auf das schadhafte Chromosom zu 50% die Krankheit auf. 50% gesunde Kinder sind zu erwarten. Zeichnerisch läßt sich das folgendermaßen darstellen:

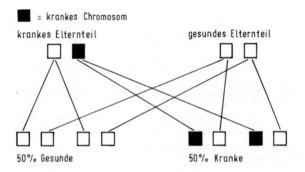

4.2.5   Weitergabe von Erbleiden mit dominanter Vererbung

Es können nur Anomalien weitergegeben werden, die die Lebens- und Fortpflanzungsfähigkeit des Individuums nicht wesentlich einschränken.

Dazu zählen z. B. die Elliptozytose und die *Pelger-Huet*-Kernanomalie.
Bei schweren Anomalien sterben die Betroffenen häufig schon im Kindesalter
oder sind nicht fortpflanzungsfähig, so daß die Erkrankung auf eine Generation beschränkt bleibt.

4.2.6 Ursache für sporadisches Auftreten dominanter Erbleiden

Das Auftreten schwerer Erbkrankheiten ist meistens durch spontane Mutationen bedingt. Diese Mutationen treten nicht gehäuft in bestimmten Familien auf, sondern sporadisch. Meistens findet dann eine negative Selektion
statt, da die von der Krankheit Betroffenen nur selten Kinder haben. Eine
Fortpflanzung findet um so weniger statt, je schwerer die Erbkrankheit ist.
Daß dennoch immer wieder schwere Erbleiden auftreten, muß auf neue
Mutationen zurückgeführt werden.

4.2.7 Homozygotie von Erbleiden

Häufig ist die Symptomatik der Erbleiden, die durch homozygot auftretende
Gene bedingt sind, nicht bekannt, da es meist schwer festzustellen ist, ob
Hetero- oder Homozygotie vorliegt, und ob aufgrund dessen die Krankheits-
bilder sich in der Schwere unterscheiden.
Aus folgenden Gründen ist Homozygotie sehr selten:
– Im allgemeinen treten dominante Gene, die ein Erbleiden verursachen,
  relativ selten auf. Daher ist die Chance einer Verbindung zwischen Partnern, die das gleiche Gen für eine autosomal dominant erbliche Erkrankung tragen, sehr klein.
– Möglicherweise führt die Homozygotie zum intrauterinen Absterben der
  Frucht.
Bei einigen Krankheiten ist die Symptomatik bei Homozygotie wesentlich
schwerer als bei Heterozygotie. (Z. B. treten bei der autosomal dominant
erblichen Hypercholesterinämie im homozygoten Zustand bereits im Kindesalter Koronarerkrankungen auf, die häufig Ursache eines Myokardinfark-
tes mit Todesfolge bei einem Lebensalter von 20 Jahren sind, während bei der
heterozygoten Form die Koronarerkrankungen erst zwischen dem 20. und
50. Lebensjahr in Erscheinung treten.)

4.2.8 Unregelmäßig dominante Vererbung

Ist die Penetranz eines Merkmals unvollständig, kann es vorkommen, daß die
Kinder eines Trägers eines dominanten Merkmals phänisch unauffällig sind,
obwohl sie dieses Merkmal geerbt haben. Auf diese Weise können eine oder
mehrere Generationen übersprungen werden, bevor sich das Merkmal phänisch wieder bemerkbar macht.

4.2.9   Vortäuschung unregelmäßiger Dominanz

Bei der *Chorea Huntington* liegt nachweislich vollständige Penetranz vor. Da aber heterozygote Träger der Anlage nicht zu ermitteln sind, bevor sich die Krankheit bei ihnen manifestiert (meistens zwischen dem 30. und 55. Lebensjahr), könnte man irrtümlich unregelmäßige Dominanz annehmen, wenn der Anlageträger z. B. vor Beginn der Erkrankung aus anderen Gründen stirbt.

4.2.10   Penetranz

Penetranz drückt die Wahrscheinlichkeit bzw. die Häufigkeit der Manifestation eines Gens aus.

Zur Festlegung der Penetranz wird der Anteil der Merkmalsträger auf die Gesamtzahl der Genträger bezogen, die nach ihrer genetischen Konstitution das betreffende Merkmal zeigen könnten. Eine Penetranz von 100% nennt man auch „vollständig", einen darunter gelegenen Wert „unvollständig". Wahrscheinlich spielen auch Umwelteinflüsse und andere Gene dabei eine Rolle.

4.2.11   Expressivität

Der Begriff „Expressivität" beschreibt die graduell unterschiedliche Ausprägung der phänischen Eigenschaften bestimmter Gene. Auch die Expressivität ist vom übrigen Genotyp und von Umwelteinflüssen abhängig. (Das Erbleiden kann bei der gleichen Erkrankung verschieden schwer ausgeprägt sein.)

4.3   Rezessive autosomale Vererbung

4.3.1   Definition

Ein Gen verhält sich rezessiv gegenüber seinem Allel, wenn seine Wirkung in heterozygotem Zustand nicht phänotypisch erkennbar ist. Ein rezessives Allel macht sich demnach im Phänotyp nur bemerkbar, wenn es homozygot vorhanden ist. Dieser strengen Definition entspricht in der Humangenetik nur ein Teil der gewöhnlich als rezessiv bezeichneten Gene. Üblicherweise nennt man rezessiv alle Gene, die erst im homozygoten Zustand eine deutlich faßbare Wirkung zeigen, selbst dann, wenn – etwa durch Anwendung spezieller Untersuchungsmethoden – auch in heterozygotem Zustand Teilmanifestationen sichtbar werden.

Das Wort „autosomal" schließt die Geschlechtschromosomen bei der Betrachtung der rezessiven autosomalen Vererbung aus (s. 4.2.2).

4.3.2   Beispiele rezessiver autosomaler Vererbung

– **Phenylketonurie** (Oligophrenia phenylpyruvica, *Fölling*sche Erkrankung)
Die Erkrankungsfrequenz beträgt in allen Bevölkerungsgruppen der Erde
etwa 1:10 000, die Zahl der Heterozygoten, d. h. der nicht erkrankten
Defektträger, wird mit 1:50 angenommen. Der zugrunde liegende Enzymdefekt betrifft die Phenylalaninhydroxylase, die bei den Erkrankten vollständig fehlt, und so eine Umwandlung des Phenylalanins in Tyrosin im
Intermediärstoffwechsel unmöglich macht. Als Folge akkumuliert das
Phenylalanin im Blutplasma und beträchtliche Mengen des Phenylalanins
und seiner atypischen Stoffwechselprodukte werden im Urin ausgeschieden. Die Phenylketonurie führt zu verzögerter geistiger Entwicklung und
zum Schwachsinn. In den ersten Lebensjahren besteht auch Krampfnei-
gung. Gelegentlich sind auch Iris, Haut und Haar weniger pigmentiert.

– **Mucoviscidosis** (zystische Pankreasfibrose, Dysporia entero- broncho-
pancreatica congenita familiaris)
Die Erkrankungsfrequenz beträgt etwa 1:2000–4000 bei der gesamten
Bevölkerung; etwa 4–5% der Bevölkerung sind schätzungsweise heterozygot.
Bei der Mukoviszidose handelt es sich um eine Funktionsstörung der
schleim- und schweißproduzierenden Drüsen in allen drüsenhaltigen Organen des Körpers im Säuglings- und Kleinkindesalter. Das Sekret der
Schleimdrüsen ist dick und zähflüssig (Mucosis!). Bei Heterozygoten tritt
die Krankheitsanlage nicht oder kaum in Erscheinung, die sich bei Homozygotie voll entwickelt. Die Störung führt im Pankreas zur Verstopfung
der Ausführungsgänge mit Zystenbildung (zystische Pankreasfibrose); die
exkretorische Pankreasfunktion ist dadurch gestört. In der Lunge bildet
sich zähflüssiges Bronchialsekret mit allmählicher Entwicklung von Bron-
chiektasen. Die Störung führt ferner zu einem pathologisch vermehrten
Elektrolytgehalt (NaCl) in Schweiß, Speichel und Tränenflüssigkeit. Die
meisten betroffenen Kinder sterben vor Erreichen des 10. Lebensjahres.

– **Albinismus**
Die Erkrankungsfrequenz beträgt etwa 1:10 000–20 000. Wegen Fehlens
der Phenoloxydase in den Melanozyten bleibt die Melaninbiosynthese aus.
Dieser Stoffwechseldefekt kann generalisiert oder lokalisiert auftreten.
Aufgrund des Pigmentmangels erscheinen die Haare weiß oder strohgelb;
die Iris ist hellblau oder rötlich gefärbt, die Haut hellrosa. Infolge von
Unvollkommenheiten des optischen Systems (z. B. bei unterentwickelter
Macula lutea) finden sich regelmäßig Lichtscheu, Nystagmus und Seh-
schwäche. Das Farbensehen und das Sehen bei Dunkelheit sind jedoch
nicht eingeschränkt. Die Betroffenen bekommen leicht einen Sonnen-
brand.

4.3.3 Wahrscheinlichkeit der Erkrankung an einem rezessiven Erbleiden bei Heterozygotie der Eltern

Die Wahrscheinlichkeit, daß unter den Kindern heterozygoter Eltern $1/4$ an einem rezessiven Erbleiden erkranken, läßt sich an folgendem Beispiel darstellen:

	A a' A a'		Eltern
A A	A a' a'A	a'a'	Kinder
homozygot	heterozygot	homozygot	
(gesund)	(gesund)	(krank)	

4.3.4 Verteilung der Heterozygotie

Aus der Abbildung unter 4.3.3 läßt sich leicht ablesen, daß von den gesunden (Genotyp AA, Aa' und a'A) Geschwistern von Kranken durchschnittlich $2/3$ heterozygot für das abnorme rezessiv erbliche Merkmal sind, wenn beide Elternteile heterozygot sind.

4.3.5 Sporadisches Auftreten von Erbleiden

Aufgrund der Tatsache, daß es in einer Normalpopulation nur selten zu Ehen zwischen Partnern kommt, die für dasselbe abnorme rezessive Merkmal heterozygot sind, treten rezessive Erbleiden meist sporadisch auf, zumal das Erkrankungsrisiko für Kinder aus solchen Ehen nur $1/4$ beträgt (s. a. Abb. unter 4.3.3).

4.3.6 Risiken für Kinder bei autosomal-rezessiven Erbleiden

Das Risiko für ein Kind aus einer Verbindung, in der beide Partner für dasselbe abnorme rezessive Gen heterozygot sind, homozygot und damit erbkrank zu sein, beträgt $1/4$ (s. a. 4.3.3). Das Risiko beträgt für jedes weitere Kind ebenfalls $1/4$. Da sich das Risiko, daß beide Kinder aus einer 2-Kinder-Familie, in der die Eltern für dasselbe rezessive Merkmal heterozygot sind, an einem Erbleiden erkranken, aus dem Produkt der Einzelrisiken errechnet, besteht für eine Erkrankung beider Kinder ein Risiko von $1/16$ ($1/4 \times 1/4 = 1/16$).

Geht man davon aus, daß das Erkrankungsrisiko für das erste Kind $1/4$ beträgt, liegt die Wahrscheinlichkeit, daß das zweite Kind phänotypisch gesund erscheint bei $3/4$. Daraus ergibt sich die Wahrscheinlichkeit von $3/16$ ($1/4 \times 3/4 = 3/16$), daß das erste Kind krank und das zweite gesund ist. Es kann natürlich auch umgekehrt sein, daß das erste Kind gesund und das zweite Kind krank ist. Die Wahrscheinlichkeiten sind dann ebenfalls umgekehrt ($3/4 \times 1/4 = 3/16$). Mit einer Wahrscheinlichkeit von $3/16$ kann also das erste Kind gesund und das zweite krank sein. Die Summe der Einzelwahrscheinlichkeiten gibt an, wie

hoch das Risiko ist, daß eins von beiden Kindern krank sein wird ($^3/_{16}$ + $^3/_{16}$ = $^6/_{16}$).
Beträgt die Wahrscheinlichkeit eines gesunden Phänotyps für jedes Kind $^3/_4$, ergibt sich aus dem Produkt der Einzelwahrscheinlichkeiten eine Wahrscheinlichkeit von $^9/_{16}$ ($^3/_4$ × $^3/_4$ = $^9/_{16}$) dafür, daß beide Kinder gesund sind.

4.3.7 Fehler bei der Einschätzung des Risikos für die Vererbung von Erbleiden

Untersucht man nur Familien, in denen kranke Kinder vorkommen, so findet man, daß das Verhältnis von erkrankten zu gesunden Kindern wesentlich größer als $^1/_4$ ist, während das durchschnittliche Erkrankungsrisiko unter 4.3.6 für jedes Kind mit $^1/_4$ angegeben wurde. Der Fehler in dieser Betrachtungsweise liegt darin, daß neben Familien mit erkrankten Kindern solche mit phänotypisch gesunden Kindern nicht berücksichtigt werden.
Am Beispiel von 16 2-Kind-Familien, in denen die Eltern für dasselbe abnorme rezessive Gen heterozygot sind, soll die durchschnittliche Verteilung entsprechend den unter 4.3.6 dargestellten Wahrscheinlichkeiten erläutert werden:
– In einer Familie ($^1/_{16}$) sind beide Kinder krank (2 krank)
– in sechs Familien ist je ein Kind krank und je ein Kind gesund (6 krank, 6 gesund)
– in neun Familien sind jeweils zwei gesunde Kinder vorhanden (18 gesund)
Insgesamt sind also 24 gesunde und 8 kranke Kinder vorhanden; die Zahl der kranken Kinder macht also $^1/_4$ der Gesamtkinderzahl aus.
Betrachtet man aber nur die Familien mit kranken Kindern, so ist das Verhältnis von Erkrankten zu Gesunden $^8/_{14}$, also beträchtlich größer als $^1/_4$.

4.3.8 Anzahl heterozyoter Merkmalsträger in einer Normalpopulation

Abnorme rezessive Merkmale kommen im Zustand der Heterozygotie meist nur schwach oder gar nicht zur Geltung, während bei Homozygotie eine deutliche Manifestation beobachtet werden kann. Zur Feststellung der Anzahl der heterozygoten Merkmalsträger in einer Population kann folgende Formel verwendet werden (nach dem Hardy-Weinberg-Gesetz):

$$2 \sqrt{\text{Frequenz der Homozygoten}} = 2\,ab$$

Beispiel: Phenylketonurie (autosomal rezessiv erblich) wird einmal unter 10 000 Neugeborenen festgestellt.

$$2 \sqrt{\frac{1}{10\ 000}} = \frac{2}{100} = \frac{1}{50}$$

Die Frequenz der Heterozygoten in der Normalpopulation beträgt also etwa 1 : 50.

4.3.9 Häufung von Erbkrankheiten aufgrund abnormer rezessiver Merkmale

Da abnorme rezessive Merkmale in der Bevölkerung normalerweise weit gestreut sind, treten nur selten durch sie bedingt Erbkrankheiten auf. Eine deutliche Häufung findet sich allerdings bei Kindern aus Ehen von Blutsverwandten, die ja einen Teil genetischen Materials gemeinsam haben, so daß Homozygotie bei ihren Kindern möglich wird.

4.3.10 Manifestation abnormer Gene

Je seltener ein abnormes Gen ist, desto seltener wird es sich aus zufälligen Verbindungen in der Bevölkerung manifestieren können, da ein Zusammentreffen heterozygoter Partner sehr unwahrscheinlich ist. Eine günstige Basis für die Manifestation bietet sich allerdings in Ehen von Blutsverwandten (Vettern/Basen), so daß bei Kindern aus solchen Ehen die phänotypische Manifestation seltener abnormer Gene überdurchschnittlich häufig festzustellen ist.

4.3.11 Pseudodominanz bei rezessiven Erbleiden

Man spricht von einer Pseudodominanz, wenn die Erbgänge rezessiver Merkmale dasselbe Bild zeigen wie Erbgänge dominanter Merkmale, bei denen durchschnittlich das Verhältnis von kranken zu gesunden Kindern 1 : 1 beträgt. Ein Beispiel für Pseudodominanz ist die Ehe eines für ein bestimmtes rezessives Erbleiden homozygoten Partners mit einem heterozygoten, aus der mit einer Wahrscheinlichkeit von $\frac{1}{2}$ kranke und gesunde Kinder hervorgehen können, wie es in der folgenden Abbildung dargestellt ist.

		aa	Aa		Eltern	
aA		aa	aA		aa	Kinder

aa = krank
Aa = gesund

4.3.12 Ursachen angeborener Enzymdefekte

Untersuchungen über die Ursachen angeborener Enzymdefekte haben ergeben, daß sie meistens auf rezessiv erblichen Merkmalen beruhen.

4.3.13 Enzymaktivitäten bei Homo- und Heterozygotie

Über Enzymaktivitätsbestimmungen bei einigen Stoffwechselstörungen (Galaktosämie, Glykogenose Typ I) und bei einer Reihe von Blutungskrankheiten (z. B. hämolytische Anämie) hat man herausgefunden, daß bei homozygoten Patienten mit einem rezessiv autosomalen Enzymdefekt so gut wie keine Enzymaktivität nachzuweisen ist, während ihre heterozygoten Eltern, die phänotypisch gesund sind, eine ungefähr um die Hälfte reduzierte Enzymaktivität im Vergleich zu homozygot gesunden Menschen aufweisen. Wahrscheinlich ist die Erklärung darin zu suchen, daß diese Enzyme von einem einzigen Allelenpaar determiniert werden und somit bei Ausfall eines Gens die Enzymaktivität auf 50% der Norm absinkt, da die Hälfte des notwendigen DNS-Materials ausgefallen ist.

4.3.14 Nachweis von Heterozygotie

Heterozygotie kann auf folgende Weise nachgewiesen werden:
- Bestimmung der Enzymaktivität
- Belastungstests (z. B. Serum-Glyzin-Belastungstest
  Homozygote: Hyperglyzinämie
  Heterozygote: Quotient Glyzin-Serin erhöht gegenüber Gesunden)
- Abgeschwächtes Krankheitsbild, z. B. Typ Sanfilippo der Mukopolysaccharidosen:
  Homozygot: Hochgradige geistige Retardierung, Hepatomegalie, Gargoylismus, Skelettdeformitäten, erhöhte Ausscheidung von Heparansulfat im Urin.
  Heterozygot: Außer einer Metachromasie von Fibroblastenkulturen und einer ebenfalls erhöhten Konzentration von Heparansulfat im Urin keine Symptome. Typ V (Schleie) der Mukopolysaccharidosen homozygot: Fingersteifigkeit, eingeschränkte Mobilität der anderen Gelenke.
  Heterozygot: keine Symptome.

4.4   Rezessiv X – chromosomale Vererbung

4.4.1   Rezessive X – chromosomal gekoppelte Anomalien:

- Hämophilie A und B
- progressive Muskeldystrophie, Typ Duchenne
- Rotgrünblindheit
- nephrogener Diabetes insipidus
- Glucose-6-P-Dehydrogenase-Mangel bzw. GPDH-Variante (Favismus)

4.4.2   Sippenbilder bei X-chromosomalem Defekt

Bei rezessivem X-chromosomalen Defekt finden wir folgendes Sippenbild:

A. Hemizygotie
Beim Mann steht dem rezessiven Allel auf dem X-Chromosom kein gesundes Allel zum Ausgleich zur Verfügung, da sein Y-Chromosom

heterolog ist. Die Folge ist, daß beim Mann das rezessive Merkmal sichtbar wird.

B. Heterozygotie

Bei der Frau überdeckt das gesunde Gen auf dem Allel das rezessive, so daß sie phänotypisch gesund ist; genotypisch jedoch als Konduktorin (Überträgerin) das rezessive Merkmal in Erscheinung tritt.

Folgende Konstellationen können auftreten:

1. Erbgang bei weiblichen Genträger und gesundem Mann:
   - Die Hälfte der Töchter sind Konduktorinnen, die andere Hälfte sind gesund.
   - Alle Söhne erkranken manifest.
2. Erbgang bei männlichem Genträger und gesunder Frau:
   - Alle Töchter sind Konduktorinnen.
   - Die Söhne sind phänotypisch und genotypisch gesund.
3. Erbgang bei männlichem und weiblichem Genträger:
   - Alle Söhne erkranken manifest.
   - Die Hälfte der Töchter sind Konduktorinnen, die andere Hälfte erkrankt manifest aufgrund von Homozygotie (sehr selten).

4.4.3   Erbgang bei X-chromosomaler rezessiver Vererbung

Bei X-chromosomaler rezessiver Vererbung können aus der Ehe einer heterozygoten Frau (Konduktorin) mit einem gesunden Mann im Verhältnis 1 : 1 : 1 : 1 weibliche Gesunde, männliche Gesunde, weibliche Heterozygote und männliche Kranke hervorgehen. Folgendes Schema soll dieses verdeutlichen:

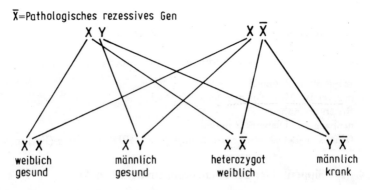

$\overline{X}$=Pathologisches rezessives Gen

4.4.4   Genfrequenz in der Bevölkerung

Die männlichen Individuen erkranken bei rezessiv X-chromosomaler Vererbung (siehe Punkt 4.4.2 und 4.4.3) immer manifest. Frauen sind dagegen phänotypisch gesund. Sie erkranken nur, wenn sich die äußerst seltene Konstellation ergibt, daß beide Partner das rezessive Gen aufweisen. Da die Konstellation so selten ist, fällt sie nicht ins Gewicht. Somit entspricht also die Genfrequenz bei X-rezessiv chromosomaler Vererbung in der Bevölkerung der Häufigkeit der erkrankten Männer.

4.4.5 Homozygotie im weiblichen Geschlecht

Homozygotie im weiblichen Geschlecht kann unter folgenden Umständen auftreten:

- Verbindung zwischen einem hemizygoten Mann und einer heterozygoten Frau (siehe Punkt 4.4.2)
- Wenn während der Befruchtung zufällig eine Spontanmutation bei einer Gamete auftritt, die dann mit einer Gamete verschmilzt, die ebenfalls dasselbe mutierte Gen aufweist.

Beide genannten Konstellationen kommen extrem selten vor, so daß es verständlich ist, daß Homozygotie bei Frauen bei rezessiver X-chromosomaler Vererbung kaum in der Bevölkerung in Erscheinung tritt.

4.4.6 Varianten für Genloci

Durch unterschiedliche Mutationen am gleichen Genlocus können eine Vielzahl von Varianten auftreten (Siehe Punkt 1.2.11 und 1.2.15). So sind für die Glucose-6-P-Dehydrogenase, die auf einem X-chromosomalen Locus determiniert ist, über 20 Varianten bekannt, die chronisch hämolytische Anämien oder Hämolyse bei Einnahme von oxydierenden Substanzen (z. B. Primaquin, Sulfonamide) oder von Nahrungsmitteln (Fava Bohne) hervorrufen.

Vom Hämoglobin sind über 150 Varianten bekannt, die abgesehen von HbS, HbC und HbE alle sehr selten sind.

4.4.7 Ursache für die Entstehung von Varianten

Im Prinzip liegt diesen Varianten eine Mutation in der DNS zugrunde, die eine Aminosäuresubstitution in der entsprechenden Polypeptidkette zur Folge hat. Die Funktionsauswirkungen von solchen Varianten sind unter 1.2.16 schon beschrieben worden.

4.5   Genkopplung

4.5.1   Definition

Gene nennt man gekoppelt, wenn sie auf dem gleichen Chromosomenpaar liegen und zusammen vererbt werden. Je geringer der Abstand zwischen ihren Genloci ist, um so häufiger werden sie gemeinsam weitergegeben.

Korrelation

Treten Merkmale häufiger gemeinsam auf, als es nach ihren Einzelwahrscheinlichkeiten vorauszusehen ist, so spricht man von Korrelation. Eine Korrelation (bezieht sich auf den Phänotyp) muß nicht durch eine Genkopplung bedingt sein, vielmehr kann sie auch durch Polyphänie eines einzelnen Gens hervorgerufen worden sein.

4.5.2   Nachweis von Heterogenie

Unter Heterogenie versteht man die Tatsache, daß unterschiedliche Gene den gleichen Phänotyp zur Folge haben. So konnte durch Kopplungsuntersuchungen gezeigt werden, daß die Elliptozytose, (dominant vererbte hämolytische Anämie, bei der die Erythrozyten eine ovale Form aufweisen) in manchen Familien mit der Rh-Blutgruppe gekoppelt ist, in anderen Familien nicht.

4.6   Letalfaktoren

4.6.1   Definition

Als Letalfaktor bezeichnet man ein genetisches Merkmal, das zum Absterben der Zygote vor Erreichen des fortpflanzungsfähigen Alters führt. Letalfaktoren können wie andere Mutationen dominant oder rezessiv sein. Sie können die Zygote schon vor dem Geburtstermin abtöten (embryonale Letalfaktoren), aber ihre „kritische Phase" kann auch erst zwischen der Geburt und dem Erreichen der Fortpflanzungsfähigkeit liegen (postembryonale Letalfaktoren). Letalfaktoren können Genmutationen sein; sie sind jedoch häufiger als andere Mutationen mit sichtbaren Chromosomenveränderungen, z. B. Stückverlusten, verbunden. Neben den Letalfaktoren, die alle betroffenen Zygoten abtöten, gibt es Semiletalfaktoren (Abtötung von mehr als 50% der befallenen Individuen) und Subvitalfaktoren (Abtötung von weniger als 50% der Befallenen).

4.6.2   Erbliche und umweltbedingte Letalfaktoren

– Erbliche Letalfaktoren

Hier kann man die dominanten Mutationen noch von den rezessiven unterscheiden. Dominante Mutationen können sich immer erst in den Geschlechtszellen der Eltern entwickeln, während rezessive Mutationen bereits bei den Eltern bestanden haben können und erst bei Homozygotie letal wirken oder aber auch erst in den Geschlechtszellen der Eltern entstehen. Letal können aber auch unterschiedliche Erbanlagen von Mutter und Kind wirken, wie z. B. bei Rh-Inkompatibilität oder auch erbliche Stoffwechselkrankheiten wie z. B. Diabetes mellitus.

– Umweltbedingte Letalfaktoren

Welche Rolle Umwelteinflüsse im Hinblick darauf spielen, ob sich ein genetischer Defekt als Letalfaktor auswirkt oder nicht, sei am Beispiel der Galaktoseintoleranz (Galaktosämie) dargestellt:

Bei der Galaktoseintoleranz handelt es sich um eine rezessiv erbliche Störung des Galaktosestoffwechsels aufgrund eines Enzymdefektes (Fehlen der Galaktose-1-phosphat-UDPG-Transferase). Es kommt zur Ansammlung von nicht weiter verwertbarem Galaktose-1-phosphat im kindlichen Körper, das bereits nach einigen Lebenstagen toxische Erscheinungen hervorruft. Es kommt zu Schädigungen von Leber, Niere, Auge und ZNS. Unbehandelt endet die Erkrankung häufig letal. Überleben die Kinder die Säuglingszeit, tragen sie meistens Linsentrübungen und Schwachsinn davon.

Durch rechtzeitige Einstellung der Ernährungsbedingungen (galaktosefreie Diät) kann eine völlig normale geistige und körperliche Entwicklung des Kindes erreicht werden, wodurch verhindert wird, daß sich der genetische Defekt unter diesen Umweltbedingungen als Letalfaktor auswirkt.

4.6.3 Ursache für das sporadische Auftreten von Neumutationen

Die X-chromosomale infantile maligne Form der Muskeldystrophie (Typ *Duchenne*) führt nur bei männlichen Individuen zu klinischen Symptomen: Es entsteht Muskelschwäche, die in den unteren Extremitäten beginnt und progredient auf den Rumpf und den Schultergürtel übergreift. Häufig kommt es auch zu einer Beteiligung des Herzmuskels und der Atemmuskulatur. Der Tod tritt meistens schon vor Erreichen des 20. Lebensjahres ein. Da die Kranken nicht fortpflanzungsfähig sind, wird die Erkrankung entweder durch eine Konduktorin weitergegeben oder sie entsteht durch Neumutation. Bei sporadisch auftretenden Fällen und bei Nutzung der Methoden, mit deren Hilfe man mit einiger Sicherheit den Konuktorinnenstatus der weiblichen Familienangehörigen ausschließen kann (Labor: Serumkreatinphosphokinase; Klinische Untersuchung: Leichte Muskelschwächen) kann man davon ausgehen, daß eine Neumutation vorliegt.

4.7. Geschlechtsbegrenzung

4.7.1 Unterscheidung geschlechtsgebundener und geschlechtsbegrenzter Vererbung

– geschlechtsgebundene Vererbung

Man spricht von einer geschlechtsgebundenen Vererbung, wenn Erbmerkmale über die Geschlechtschromosomen vererbt werden (X-chromosomaler Erbgang)

– **geschlechtsbegrenzte Vererbung**

Man spricht von einer geschlechtsbegrenzten Vererbung, wenn sich Erbmerkmale trotz autosomaler Vererbung vorzugsweise oder nur bei einem
Geschlecht manifestieren.

4.8   Multiple Allele

4.8.1   Allele Gene

Definition: Allele Gene sind Gene, die in homologen Chromoso-
                   men an homologen Genorten (Loci) lokalisiert sind.

– **multiple Allele**

Häufig treten in der Bevölkerung Serien multipler Allele auf, d. h. Serien
alleler Gene, die je nach Größe 3 bis 20 und mehr unterscheidbare
Phänotypen hervorrufen. Ein Individuum kann nie mehr als zwei Gene
haben, die zueinander im Verhältnis der Allelie stehen. Von einem Allelenpaar eines Elternteils kann immer nur ein Allel an das gleiche Kind
weitergegeben werden. (Ausnahme: Chromosomenaberrationen)

4.9.   Dominante X-chromosomale Vererbung

4.9.1   Unterschied zwischen X-chromosomal dominanter
Vererbung und autosomaler Vererbung

Bei autosomal dominanter Vererbung werden die Merkmale jeweils an die
Hälfte der Söhne und an die Hälfte der Töchter weitergegeben. Gibt eine
Frau ein X-chromosomal dominantes Merkmal weiter, so sind ebenfalls
Söhne und Töchter zu gleichen Teilen betroffen. Ein Mann kann ein X-ge-
koppeltes Merkmal nur an seine Töchter weitergeben.

4.9.2   Krankheitsbild in Abhängigkeit vom Geschlecht

An X-Chromosomen gekoppelte Krankheiten wirken sich beim männlichen
Geschlecht meistens schwerer aus als bei weiblichen Individuen. Als Ursache
dafür sieht man die Tatsache an, daß bei der Frau neben dem abnormen Gen
auch noch ein normales Allel vorhanden ist, während der Mann nur **ein**
X-Chromosom hat. Beispiel für eine X-chromosomal dominant vererbte
Erkrankung: Vitamin-D-resistente hypophosphatämische Rachitis.

4.9.3   Lyon-Hypothese

Mary Lyon stellte im Jahre 1961 die nach ihr benannte Hypothese auf, daß in
den Zellen eines weiblichen Organismus jeweils immer nur ein X-Chromo-

som genetische Aktivität zeigt. Es hat sich gezeigt, daß es sich dabei im Durchschnitt etwa in der Hälfte der Zellen des Organismus um das vom Vater und in der anderen Hälfte um das von der Mutter übertragene X-Chromosom handelt.
Die Inaktivierung eines X-Chromosoms findet in der frühen Embryonalzeit statt. Inaktive X-Chromosome sind als sogenanntes Geschlechtschromatin nachweisbar.
Aus der rein zufälligen Inaktivierung der X-Chromosomen erklärt sich, daß sich X-chromosomal vererbte Merkmale und Krankheiten bei heterozygoten Frauen nicht so stark oder etwa gar nicht manifestieren, während hemizygote Männer stark betroffen sind.

4.10 Heterogenie

4.10.1 Definition

Bei der Entstehung gleichartiger oder wenigstens nicht sicher unterscheidbarer Merkmale, z. B. Erbleiden, aufgrund von Mutation verschiedener nicht alleler Gene, spricht man von Heterogenie.

4.10.2 Taubstummheit als Beispiel für Heterogenie

Für Taubstumme gibt es mehrere rezessive Gene, die verschiedene Loci einnehmen. Wenn zwei taubstumme Ehepartner für 2 verschiedene Gene homozygot sind, die das Merkmal Taubheit verursachen, sind die Kinder gesund, weil sie für kein Gen homozygot, sondern für zwei Gene heterozygot sind.
(Primäre Ursache für die Stummheit ist die in früher Kindheit erworbene oder angeborene Taubheit, da bei eingeschränkten oder nicht vorhandenem Hörvermögen die Erlernung der Sprache nur bedingt, durch besondere Erziehung, oder gar nicht möglich ist).

4.11 Pleiotropie (Polyphänie)

4.11.1 Definition

Unter Pleiotropie versteht man die gleichzeitige Beeinflussung mehrerer bis vieler Merkmale durch ein Gen (= Polyphänie), wobei die Merkmale sich unterschiedlich ausprägen können, d. h., daß ein Merkmal dominant, das andere aber rezessiv sein kann.
Einteilungen nach *Hadorn* (1954):

- **Mosaikpleiotropie**
  Die Merkmale sind unabhängig voneinander aufgrund der zelleigenen Konstitution ausgeprägt.
- **Relationspleiotropie**
  Das betreffende Gen greift an übergeordneten Zentren an; dadurch werden sekundär verschiedene Merkmalsbereiche beeinflußt.

Pleiotropie beobachtet der Mediziner besonders bei den monomer erblichen Syndromen. Beispiel dafür ist das einfach dominant erbliche *Marfan*-Syndrom mit Symptomen an Skelett, Auge, Gefäßsystem usw.

5. Multifaktorielle Vererbung

5.1.1 Definition

Bei der multifaktoriellen Vererbung ist der Phänotyp nicht durch ein einziges Gen (monogene Vererbung), sondern durch das Zusammenwirken vieler Gene determiniert (polygene Vererbung).

5.1.2 Monogene Vererbung – multifaktorielle Vererbung

Obwohl bei der Erforschung von Erbgängen monogene Vererbung eine wesentliche Rolle spielt, hat sich gezeigt, daß monogen vererbte Merkmale nur selten als solche deutlich zum Ausdruck kommen, weil phänische Merkmale durch das Zusammenwirken mehrerer Gene determiniert werden. Das gilt sowohl für den physischen als auch für den psychischen Bereich des Organismus.

Treten bei multifaktoriell bedingten Merkmalen Mutationen auf, so haben sie in der Regel keine so starke Ausprägung.

5.1.3 Der Korrelationskoeffizient und seine Bedeutung

Der Korrelationskoeffizient erlaubt eine Aussage über die Ähnlichkeit oder Abweichung eines quantitativen Merkmals (z. B. Körperhöhe) zwischen zwei Individuen. Er kann Werte von 0 bis 1 annehmen:

0 = kein Zusammenhang
1 = totale Übereinstimmung
−1 = die Merkmale schließen sich gegenseitig aus.

Will man bei polygen multifaktorieller Vererbung den Korrelationskoeffizienten eines Merkmals zwischen Verwandten verschiedenen Grades bestimmen, so sind die abgestuften Häufigkeiten der gemeinsamen Gene in Betracht zu ziehen.

Eltern und Kinder sowie Geschwister stimmen in 50% der Gene überein, Onkel und Neffe in 25%, während Vettern und Basen nur noch 12,5% der Gene gemeinsam aufweisen. Unter der Voraussetzung der Panmixie (zufällige Durchmischung des Genotyps) würde das eine Abnahme des Korrelationskoeffizienten von 0,50 auf 0,25 und 0,125 zur Folge haben. Infolge Homogamie (häufigere Eheschließung zwischen Individuen mit gleichem oder ähnlichem Genotyp) findet man höhere Korrelationsraten als theoretisch zu erwarten wären.

5.1.4 Umwelteinflüsse bei multifaktorieller Vererbung

Die Merkmalsausbildung wird in groben Umrissen genetisch determiniert. Inwieweit jedoch die genetische Anlage realisiert wird, hängt von dem

Einfluß von Umweltfaktoren ab. Sie sind letztlich innerhalb der genetisch vorgegebenen Variationsbreite für die Ausprägung der Merkmale verantwortlich. So weiß man z. B. aus Untersuchungen, daß die Intelligenzquotienten von gemeinsam aufgewachsenen Personen (Geschwister) stärker miteinander korrelieren, als die IQ's von einzeln aufgewachsenen Individuen. Die Zunahme der durchschnittlichen Körperhöhe wird z. B. auf eine bessere Ernährungslage und Hygiene zurückgeführt.

5.1.5   Ausprägung polygener Merkmale

Polygen bedingte Krankheiten, wie z. B. Adipositas, Diabetes mellitus, Hypertonie, Schwachsinn, die keinen Schwellenwert aufweisen, zeigen einen fließenden Übergang vom Normalbereich zum Pathologischen.

5.1.6   Schwellenwerteffekt

Da bei multifaktoriell bedingten Merkmalen häufig eine große Streuung zwischen gesund und pathologisch vorliegt, setzt man willkürlich einen Schwellenwert fest, mit dem man eine Aufteilung in gesund und krankhaft vornimmt.

5.1.7   Multifaktoriell bedingte angeborene Mißbildungen

Obwohl eine strenge Einhaltung der *Mendel*'schen Regeln aufgrund des multifaktoriellen Charakters der Vererbung bestimmter angeborener Mißbildungen nicht feststellbar ist, kommen sie dennoch oft gehäuft in bestimmten Familien vor. Zu diesen Erkrankungen gehören: Hüftluxation, Lippen-, Kiefer-, Gaumen-Spalte, Pylorusstenose, Klumpfuß. Die familiäre Häufung läßt darauf schließen, daß solche Erkrankungen vererbt werden und nicht durch Mutation entstehen.

5.1.8   Häufigkeit polygener Erkrankungen

Je häufiger bestimmte Erkrankungen auftreten, desto eher ist anzunehmen, daß sie auf einer multifaktoriellen Erbgrundlage entstehen, während monogen bedingte Erkrankungen im allgemeinen selten sind.

5.1.9   Geschlechtsspezifität polygener Erkrankungen

Manche angeborenen Mißbildungen zeigen eine deutliche Bevorzugung eines bestimmten Geschlechts. So ist das Verhältnis der von einer angeborenen Hüftluxation betroffenen Mädchen zu der der betroffenen Jungen etwa 5–6:1 (Gynäkotropie), während eine Pylorusstenose etwa fünfmal häufiger bei Jungen als bei Mädchen auftritt (Androtropie).

5.1.10 Familiäre Belastung bei multifaktorieller Vererbung

Bei multifaktorieller oder polygener Vererbung haben Verwandte 1. Grades (Eltern, Kinder, Geschwister) die Hälfte aller Gene gemeinsam. Je weiter entfernt der Verwandtschaftsgrad ist, desto mehr werden neue Genkombinationen geschaffen, die meist keine Erbgrundlage für eine gleichartige Erkrankung, wie sie ursprünglich vorlag, bilden können.

Dagegen wird eine monogen determinierte Erkrankung immer wieder im gleichen oder ähnlichen Ausmaß auftreten, wenn sich dieses eine betreffende Gen durchsetzt.

6. Zwillingsmethoden und Zwillings- forschung

6.1.1 Zwillinge

Man unterscheidet **eineiige = erbgleiche Zwillinge und zweieiige = erbun- gleiche Zwillinge.** Eineiige Zwillinge entstehen, indem **ein** Samenfaden **ein** Ei (das sich dann ungeschlechtlich in zwei gleiche Embryonalanlagen teilt) befruchtet, zweieiige, indem **zwei** Samenfäden **zwei** Eier befruchten. Eineiige Zwillinge können nur gleichgeschlechtig sein und besitzen das gleiche Gen- material. Zweieiige Zwillinge können gleich- oder verschiedengeschlechtig sein. Da es sich um zwei Eizellen handelt, die von zwei verschiedenen Samenfäden befruchtet wurden, haben sie wie Geschwister verschiedenes genetisches Material.

6.1.2 s. 6.1.1

6.1.3 Häufigkeit von Zwillingsgeburten

In Mitteleuropa kommt auf 80–90 Geburten eine Zwillingsgeburt.

6.1.4 Häufigkeit der Zwillinge an der Gesamtpopulation

Die Gesamtheit der Zwillinge besteht durchschnittlich zu je einem Drittel aus eineiigen Zwillingen (EZ), gleichgeschlechtigen zweieiigen Zwillingen (ZZ) und Pärchenzwillingen (PZ).

6.1.5 Häufigkeit der Zwillinge und mütterliches Alter

Bei der Häufigkeit eineiiger Zwillinge gibt es kaum geographische Unter- schiede wie sie bei der Häufigkeit zweieiiger Zwillinge auftreten. Während die Zahl der Geburten von eineiigen Zwillingen unabhängig vom Alter der Mütter ist, steigt die Zahl der Geburten von zweieiigen Zwillingen mit zunehmendem mütterlichen Alter deutlich an.

6.1.6 Eineiige Zwillinge

Zwillinge mit einem gemeinsamen Chorion und mit Gefäßverbindungen der Plazenten sind stets eineiig und somit erbgleich, also auch gleichgeschlechtig. Zwillinge mit zwei Chorien können sowohl eineiig als auch zweieiig sein.
– Sind sie ungleichen Geschlechts, so sind sie selbstverständlich zweieiig.
– Sind sie gleichen Geschlechts, können sie ein- oder zweieiig sein.

6.1.7 Ähnlichkeitsvergleich

Durch Ähnlichkeitsdiagnostik und durch Untersuchung von Blut-, Serum-
und Enzymgruppen können eineiige von zweieiigen Zwillingen unterschie-
den werden.
Von den Merkmalen, in denen sich EZ ähnlicher sind als ZZ, werden
folgende verglichen:
- Form, Farbe, und Dichte der Haare
- Begrenzung des Kopfhaares
- Ohren- und Nasenform
- Pigmentverteilung und Struktur der Iris
- Farbe, Form, Länge und Dichte von Augenbrauen und Wimpern
- Form- und Achsenstellung der Lidspalte, Sommersprossen und Haut-
  pigmentierung
- Papillarleiste der Finger und Füße
- Körpermaße
- EEG

6.1.8 Serologische Merkmale bei eineiigen Zwillingen

Aus der Tatsache, daß eineiige Zwillige aus derselben Zygote stammen und
damit identisches genetisches Material mitbekommen, erklärt sich, daß sie
auch die gleichen genetischen Merkmale aufweisen müssen, wie sie sich in
Blut-, Serum- und Enzymgruppen darstellen. Jede Diskordanz würde bedeu-
ten, daß verschiedenes genetisches Material zugrunde liegt, was der Entstehung aus einer Zygote widersprechen würde.

6.1.9 Reziproke Hauttransplantationen

Führt man bei eineiigen Zwillingen gegenseitige Hauttransplantationen durch,
so wachsen die Transplantate beim jeweils anderen Partner ohne Reaktion an,
weil die Zwillinge die gleichen Histokompatibilitätsantigene besitzen.
Reziproke Hauttransplantationen werden bei Zweifelsfällen und bei wissen-
schaftlichem Interesse durchgeführt.

6.1.10 Sammelkasuistik: Es handelt sich um eine Auslese von Zwillings-
paaren, bei denen bestimmte genetische Merkmale und Erkrankungen festgestellt wurden, anhand derer versucht wurde, allgemein gültige Aussagen über
Regeln der Erbbedingtheit zu machen.
Auslesefreie Zwillingsserie: Eine auslesefreie Zwillingsserie ist die Grundlage für eine andere Methode der Zwillingsforschung. Dabei werden in einem
definierten geographischen Gebiet und in einem definierten Zeitraum alle
Zwillingspaare systematisch erfaßt.
Unter Berücksichtigung aller erfaßten Zwillingspaare lassen sich dabei zuverlässige Aussagen über die Erbbedingtheit bestimmter Merkmale machen.

6.1.11 Konkordanz und Diskordanz

Unter dem Begriff Konkordanz versteht man in der Zwillingsforschung die phänische Übereinstimmung wichtiger Merkmale bei beiden Zwillingen, z. B. Haarfarbe und -form, Augenfarbe, Sommersprossen usw.
Der Begriff Diskordanz kennzeichnet die phänische Verschiedenheit wichtiger Merkmale bei beiden Zwillingen.

6.1.12 Zwillingsmethode

Die Zwillingsmethode ist eine humangenetische Arbeitsmethode zur Klärung der Frage, ob und in wie hohem Grade ein Merkmal durch die Erbanlagen festgelegt, bzw. durch Umweltfaktoren modifizierbar ist. Die Zwillingsforschung besteht im Vergleich der Ähnlichkeit bzw. Konkordanz- u. Diskordanzhäufigkeit des Merkmals bei den (erbgleichen) eineiigen Zwillingen gegenüber (teilweise erbverschiedenen) zweieiigen Zwillingen. Hohe Konkordanz und große Ähnlichkeit bei eineiigen Zwillingen gegenüber großer Variationsbreite bei zweieiigen Zwillingen und in der Gesamtbevölkerung, spricht für Erblichkeit.

6.1.13 s. 6.1.12.

6.1.14 Aussagekraft der Zwillingsmethode

Die Zwillingsmethode ist nicht in der Lage, eine eindeutige Aussage über die quantitative Bedeutung des Einflusses von Erbe und Umwelt in bezug auf unterschiedliche Merkmalsausprägungen zu machen. Die Determination eines Menschen wird nämlich durch so unendlich viele Einzelfaktoren beeinflußt, die einfach nicht vollständig erfaßt werden können.

6.1.15 Umwelteinflüsse

Besteht bei eineiigen Zwillingen Diskordanz, muß man annehmen, daß die Merkmalsunterschiede durch Umwelteinflüsse bedingt sind, da ja bei beiden Paarlingen das gleiche genetische Material vorliegt.

6.1.16 Verschiedenes genetisches Material

Liegt bei zweieiigen Zwillingen Diskordanz vor, kann diese ihre Ursache außer in Umwelteinflüssen auch in der Verschiedenheit des genetischen Materials haben. (s. a. 6.1.1.)

6.1.17 Untersuchungen über Umwelteinflüsse bei Zwillingen

Bei Untersuchungen über getrennt aufgewachsene, eineiige Zwillinge wurde festgestellt, daß in einer Reihe von Merkmalen z. B. Körpergröße, Gewicht und Intelligenz größere Ähnlichkeiten bei getrennt und unter vergleichbaren Umwelteinflüssen aufgewachsenen eineiigen Zwillingen als bei gemeinsam aufgewachsenen zweieiigen Zwillingen bestehen. Daraus ergibt sich, daß die genannten Größen im wesentlichen erbbedingt sind und durch geringe Umwelteinflüsse kaum beeinflußt werden. Wie sich allerdings extreme Unterschiede in den Umweltbedingungen auswirken, wurde durch Vergleiche dieser Art bisher nicht erfaßt.

6.1.18 „Co-twin-controll"-Methode (Kontrollzwillingsmethode)

Die „Co-twin-control"-Methode dient zur Prüfung der Wirkung von außen angewandten experimentellen Eingriffen. Ein Paarling eines eineiigen Zwillingspaares wird dem Eingriff unterworfen, der andere dient als Kontrolle. Mit dieser Methode erreicht man die größte Ähnlichkeit von Experiment und Kontrolle, die beim Menschen zu erzielen ist.

6.1.19 Ergebnisse der Zwillingsmethode

Aus Untersuchungen an eineiigen Zwillingen und zweieiigen Zwillingen weiß man, daß die Körperhöhe einem starken genetischen Einfluß unterliegt, während das für das Körpergewicht nur in einem sehr geringen Maße zutrifft. Der Intelligenzquotient von EZ (sowohl, wenn gemeinsam oder getrennt aufgewachsen) weist in der Regel einen höheren Korrelationskoeffizienten auf als bei zusammenlebenden ZZ. Das läßt sicherlich auf eine erbliche Komponente schließen. Daß jedoch auch Umwelteinflüsse eine entscheidende Rolle spielen, beweist die Tatsache, daß die IQ's bei zusammen aufgewachsenen EZ höher korrelieren als bei getrennt aufgewachsenen EZ. Zu berücksichtigen ist dabei jedoch, daß die verschiedenen Intelligenzleistungen unterschiedlich stark beeinflußt werden von den genetischen und Umweltfaktoren.

Bei der Tuberkulose hängt der Ausbruch der Erkrankung von Umwelteinflüssen (Ernährung, Beruf, Arbeitsplatz, Hygiene usw.) ab, während der Verlauf der Erkrankung eindeutig vom genetischen Material abhängt.

Bei der angeborenen Hüftluxation zeigt sich eine große Differenz in der Konkordanz von EZ und ZZ. (EZ 41% konkordant, ZZ 2,8% konkordant). Diese Differenz läßt den Schluß zu, daß bei dieser Krankheit eine multifaktorielle Genese vorliegt.

Beim Jodmangelkropf (endemischer Kropf) lag die Konkordanz der EZ und ZZ ungefähr auf demselben Niveau, so daß der Einfluß der Erbanlage in den Hintergrund tritt.

Folgende Tatsachen lassen bei der Schizophrenie auf eine multifaktorielle Genese schließen. Die Konkordanz von EZ liegt (getrennt oder zusammen aufgewachsen) bei ungefähr 70%, während sie bei ZZ nur ungefähr 15% beträgt. Kinder schizophrener Eltern, die kurz nach der Geburt von diesen getrennt wurden, zeigten später die gleiche Erkrankungshäufigkeit wie die Kinder, die mit ihren schizophrenen Eltern zusammenlebten. Unter den Kindern von diskordanten Zwillingen fanden sich genauso viele schizophrene wie unter den Kindern von Schizophrenen.

Die Diskordanz läßt sich erklären durch:

- Heterogenie
- Umwelteinflüsse
- Phänokopien

6.1.20 Zwillingsmethode und multifaktorielle Vererbung

In der Analyse der multifaktoriellen Vererbung kommt der Zwillingsmethode besondere Bedeutung zu. Der Phänotyp bei multifaktorieller Vererbung ist das Resultat einer spezifischen Genkombination. Diese wird, obwohl die Einzelgene nach der *Mendel*'schen Regel vererbt werden, nicht unversehrt von Generation zu Generation weitergegeben, sondern unterliegt Neukombinationen. Dadurch ist der Erbgang des Einzelgens meist nicht mehr zu verfolgen. EZ besitzen eine identische Genkombination, weisen also auch Konkordanz für multifaktoriell bedingte Phänotypien auf. Im Gegensatz dazu findet sich oft bei ZZ eine sehr geringe Konkordanz. Das bedeutet, daß eine hohe Konkordanzdifferenz zwischen EZ und ZZ auf eine multifaktorielle Vererbung schließen läßt.

6.1.21 Zwillingsmethode und monogener Erbgang

Krankheiten, von denen bekannt ist, daß sie über einen speziellen monogenen Erbgang dominant oder rezessiv vererbt werden, verhalten sich hinsichtlich ihrer Übereinstimmung oder Verschiedenheit bei zweieiigen Zwillingen wie bei normalen Geschwistern, während eineiige Zwillinge für das betreffende Gen entweder beide homo- oder beide heterozygot sind (gleiches Genmaterial). Die Zwillingsmethode gibt in solchen Fällen keine weiteren Ausschlüsse über den Erbgang.

6.1.22 Wichtige Fehlerquellen bei der Interpretation von Ergebnissen der Zwillingsforschung

- **Verwendung von Sammelkasuistiken** anstelle von auslesefreien Zwillingsserien zu allgemeingültigen Aussagen
- **Nichterkennen von Eineiigkeit**
  Gelegentlich kommt es zu einer unterschiedlichen phänischen Entwick-

lung eineiiger Zwillinge, in deren Verlauf trotz gleicher Erbanlagen bei nur einem Partner Mißbildungen wie Anenzephalie oder Herzvitien auftreten. Man nennt diese Erscheinung Entwicklungslabilität, die möglicherweise durch nicht näher zu erfassende Einflüsse in der frühembryonalen Zeit bedingt sind. Darüber hinaus kann auch ein starker Unterschied hinsichtlich des Geburtsgewichts und der Körperlänge zum Zeitpunkt der Geburt den Schluß nahelegen, daß es sich nicht um eineiige Zwillinge handelt. Die Ursache ist häufig eine unterschiedliche Entwicklung der Gebärmutter und der plazentaren Blutversorgung.

– Wenn sich bei der 2. meiotischen Teilung statt einer Eizelle und eines Polkörperchens zwei Eizellen entwickeln, könnte es zur Befruchtung beider Eizellen kommen. Die Folge wäre dann, daß die Kinder von der Mutter die gleichen Erbanlagen bekommen, soweit kein Austausch durch „crossing-over" stattgefunden hat, und vom Vater jeweils verschiedene, wie es bei normalen Geschwistern bzw. zweieiigen Zwillingen der Fall ist.

7. Mutation und Selektion

7.1 Mutation

Definition: Mutation ist eine diskontinuierliche Veränderung an dem meist in den Chromosomen gelegenen genetischen Material, die eine genetische Wirkung hat.

7.1.1

– Genmutation: Erbänderung, die nur ein Gen betrifft und nicht von morphologisch sichtbaren Veränderungen an den Chromosomen begleitet ist. In dieser Gruppe finden sich die meisten Mutationen.

– Chromosomenmutation: Änderungen in der Gestalt der Chromosomen, z. B. Stückverluste (Deletionen), Umkehrung von Stücken innerhalb eines Chromosoms (Inversionen), Verlagerung von Chromosomenstücken an andere Chromosomen (Translokationen) usw.

– Genommutationen: Änderungen in der Anzahl der Chromosomen

7.1.2 Quellen induzierter Mutationen

– Ionisierende Strahlen (Ultraviolette Strahlen, Röntgenstrahlen)
– Chemische Stoffe (Stickstofflost, Zytostatika)
– Virusinfektionen (Röteln in der Schwangerschaft)
– Höheres Lebensalter von Vater und/oder Mutter zum Zeitpunkt der Zeugung

7.1.3 Auswirkungen von Mutationen beim Menschen

Mutationen müssen grundsätzlich als Fehler bei der Reproduktion genetischen Materials angesehen werden. Es kann nicht erwartet werden, daß dadurch die Funktionen des Organismus verbessert werden. Von Ausnahmen abgesehen, werden die Funktionen des Organismus geringfügig oder stark beeinträchtigt. Entsprechend der Schwere eines solchen Fehlers erfolgt eine Korrektur durch Selektion.

7.1.4 Neumutationen

Da Individuen mit schweren dominanten Erbleiden häufig nicht fortpflanzungsfähig sind oder sterben, bevor sie in die Pubertät kommen, müßten diese Leiden eigentlich immer seltener werden und am Ende ganz aussterben. Dies ist nicht der Fall, denn solche Erbleiden treten ganz spontan und sporadisch auf.

Neumutationen treten beispielsweise bei folgenden Krankheitsbildern auf: Achondroplasie (Chondrodystrophie), Akrozephalosyndaktylie.

7.1.5 Mutationsrate

Als Mutationsrate bezeichnet man das Verhältnis der Zahl der Neumutationen an einem Genlocus zur Zahl der in einer Generation zur Befruchtung gelangenden Keimzellen (Mutationswahrscheinlichkeit).

7.1.6 Frequenz von Spontanmutationen

Mutationen treten spontan, d. h. ohne erkennbare Ursache mit einer bestimmten Wahrscheinlichkeit auf. Die spontane Mutationsrate liegt bei darauf untersuchten menschlichen Genen in der Größenordnung von $1:100\,000$.

7.1.7 Mutationen und Alter des Vaters

Bestimmte Erbleiden nehmen mit höherem Lebensalter der Väter an Zahl zu. Zu diesen Erkrankungen zählen z. B. Achondroplasie und Akrozephalosyndaktylie.

7.2 Somatische Mutationen

7.2.1 Definition der somatischen Mutation

Neben der Aufteilung der Mutationen nach Art der Veränderungen am genetischen Material teilt man die Mutationen auch nach der Art der Zellen, in denen sie auftreten, ein. Sind die Keimzellen betroffen, spricht man von „germinaler Mutation", sind die Körperzellen betroffen von „somatischer Mutation".

7.2.2 Bedeutung somatischer Mutationen für die Tumorentstehung

Somatische Mutationen werden als Ursache der Tumorentstehung diskutiert. Eine Veränderung der Wachstumseigenschaften der Zellen kann ungehemmte und infiltrative Ausbreitung von Gewebe zur Folge haben. Unter Einwirkung physikalischer, chemischer und biologischer Mittel kann es zu Chromosomen-, Genom- und Punktmutationen (= Genmutationen) an somatischen Zellen kommen.

7.3   Prävention

7.3.1   Praktische Maßnahmen zur Verhütung von Mutationen

Gegen exogen induzierte Mutationen könen **Strahlenschutz** (gegen ionisierende Strahlung), **Umweltschutz** (gegen mutagene Agentien) und **Impfprophylaxe** (z. B. gegen Röteln) angewandt werden.

7.4   Selektion, Zusammenwirken von Mutation und Selektion

7.4.1   Zusammenwirken von Mutation und Selektion

Mutation und Selektion sind wesentliche Faktoren in der menschlichen Evolution. Die durch Neumutation immer wieder entstehenden Veränderungen des genetischen Materials können in für das Individuum vorteilhafte bzw. nachteilige Merkmale unterteilt werden. Dabei werden im Laufe der Zeit die nachteiligen entsprechend ihrem Schweregrad in Hinsicht auf Lebens- und Fortpflanzungsfähigkeit früher oder später ausgemerzt (negative Selektion), während sich die vorteilhaften durchsetzen werden. Immer wieder neu auftretende Mutationen haben eine entsprechende Selektion zur Folge.

7.4.2   Auslese

Während bei nachteiligen Merkmalen, z. B. schweren Erbkrankheiten, häufig auch die Fortpflanzungsfähigkeit eingeschränkt ist bzw. das fortpflanzungsfähige Alter gar nicht erst erreicht wird, gehen vorteilhafte Merkmale meist nicht mit einer Beeinträchtigung der Fortpflanzungsfähigkeit einher, so daß eine Weiterverbreitung eher möglich ist.

7.4.3   Einflüsse von Umweltfaktoren auf die Auslese

– Bei der Galaktoseintoleranz liegt ein Enzymdefekt zugrunde, der normalerweise schwere Schäden u. a. an Leber, Nieren, Augen und ZNS verursacht und meist noch im Säuglingsalter zum Tode führt. Bei rechtzeitiger Diagnose kann die Prognose durch eine galaktosefreie Diät wesentlich verbessert werden, so daß die Möglichkeit besteht, daß die betreffenden

Individuen zur Fortpflanzung kommen und das rezessiv erbliche Merkmal
weitergeben.
– Konsequente Hygiene und die Einführung der Antibiotika haben zu einer
drastischen Senkung der Sterblichkeit bei Infektionskrankheiten geführt,
was ebenfalls die Auslese beeinflußt.

7.4.4 Beeinflussung der Auslese durch gesellschaftliche und kulturelle Faktoren

Die Tatsache, daß die Zahl der Verwandtenehen abgenommen hat und sich
gleichzeitig die Bevölkerung mehr durchmischt, führt dazu, daß rezessive
Merkmale mehr und mehr verdrängt werden. Die freiwillige Beschränkung
der Kinderzahl und die Möglichkeit der Sterilisierung zur Vermeidung der
Weitergabe von Erbkrankheiten wirkt sich ebenso auf die Auslese aus, wie
allgemeine Faktoren, die in der Gesellschaft wirksam sind (Sitten, Gebräuche,
religiöse Vorschriften, Mode).

8. Populationsgenetik

8.1.1 Population

Im genetischen Sinne versteht man unter Population alle Individuen einer Gruppe, die sich miteinander fortpflanzen oder fortpflanzen können und die im selben Gebiet leben, so daß eine Genomvermischung zwischen den einzelnen Individuen gegeben ist. Dieser sogenannte Genpool, der sich aus der Gesamtheit der Genome einer Population zusammensetzt, wird nun in der Populationsgenetik untersucht, um den Einfluß von Selektion, Mutation sowie Isolation und Zufallsabweichungen auf die genetische Zusammensetzung der Population bestimmen zu können.

8.1.2 Genfrequenz

Die Genfrequenz sagt aus, wie oft man ein Gen an seinem Genlocus auf dem Chromosom findet.

8.1.3 Genzählmethode

Nach der Genzählmethode können die Genfrequenzen zweier Allele durch folgende Formel berechnet werden:

$$p = \frac{2\,AA + AB}{2\,N} \qquad q = \frac{2\,BB + AB}{2\,N}$$

p und q werden die beiden Allele genannt. AA, AB und BB stellen die Genotypen dar. N = Gesamtzahl der Gene A und B (d. h. AA + 2 AB + BB)

8.1.4 Panmixie und Paarungssiebung

Bei Panmixie findet die Paarung und Fortpflanzung innerhalb einer Bevölkerung nach rein zufälligen Kriterien statt. Dadurch ist die Wahrscheinlichkeit für jede Partnerkombination gleich groß.

Bei der Paarungssiebung (Homogamie) ist das Gesetz der Wahrscheinlichkeit nicht mehr gegeben. Man unterscheidet zwei Formen:

A. Positive Paarungssiebung

Bei der Wahl des Partners wird der gleiche Genotyp bevorzugt. Die Folge ist eine Verschiebung der Genhäufigkeiten zugunsten der Homozygoten (gleich und gleich gesellt sich gern).

B. Negative Paarungssiebung
Bei der Partnerwahl wird der konträre Genotyp bevorzugt. Dadurch ergibt sich eine Verschiebung der Genhäufigkeiten zugunsten der Heterozygoten.

8.1.5 Hardy-Weinberg-Gesetz

Nimmt man in einer Population Panmixie an, und setzt voraus, daß kein Allel einen Selektionsvorteil aufweist, so tritt bald ein Gleichgewicht in der Genotypenhäufigkeit auf, die sich nach dem *Hardy-Weinberg*schen Gesetz wie folgt berechnen läßt:

$p^2 + 2\,pq + q^2 = 1$, wobei

$$p^2 = \text{homozygot}$$
$$q^2 = \text{homozygot}$$
$$2\,pq = \text{heterozygot ist.}$$

p und q = relative Häufigkeit der Allele, an deren Genlocus keine weiteren Allele vorhanden sind.

8.1.6 Abweichungen vom Hardy-Weinberg-Gesetz

Das *Hardy-Weinberg*-Gesetz geht von einer Idealpopulation aus, nämlich von einer panmiktischen Bevölkerung, die unendlich groß ist. In Wirklichkeit wird aber die angenommene Gleichgewichtseinstellung in der Population durch Faktoren wie Selektion, Inzucht und Spontanmutationen gestört. Hinzu kommt noch, daß die Genkopplung die freie Kombinierbarkeit beschränkt. Auch kann der Zeitpunkt einer eingetretenen Genveränderung noch nicht lange genug zurück liegen, so daß sich noch kein Relationsgleichgewicht einstellen konnte. Die statistisch zu erwartenden Werte weichen auch dann stärker ab, wenn das Kollektiv, bei dem die Erhebung gemacht worden ist, zu klein ist.

8.1.7 Differenzen in der Genfrequenz

Folgende Ursachen können zu Differenzen in der Genfrequenz von Populationen führen:

– **Founder effect** (Das sind (z. B. bei kleiner Populationsgröße) Zufallsab-
– **Drift**   weichungen, welche die Genhäufigkeiten von Generation zu Generation verändern.)
– **Heterozygotenvorteil** (z. B. weisen heterozygote Träger des Gens HbS, „Sichelzellanämie", einen Selektionsvorteil auf, denn sie sind gegen Malaria weniger anfällig.)

– **Migration** (Veränderung des Genpools einer Population, dadurch, daß ein
Teil der Bevölkerung auswandert)
Weitere Ursachen finden sich unter Punkt 8.1.6.

8.1.8   Genetischer Polymorphismus

Vom genetischen Polymorphismus spricht man, wenn auf einem Genort
mehr als ein Allel vorkommt. Grundlage ist eine multiple Allelie in der
Population. Dabei muß die Häufigkeit des oder der seltener erscheinenden
Allele so groß sein, daß man sie nicht auf wiederholt auftretende Mutationen
zurückführen kann.

8.1.9   Fortpflanzungseignung

Unter Fortpflanzungseignung (Fitneß) versteht man das Ausmaß, in welchem
sich Bestandteile eines Genotyps im Genmaterial der nachfolgenden Generation wiederfinden.

8.1.10 Interaktionen   zwischen   mütterlichem   und   fetalem Genotyp

Interaktionen   zwischen mütterlichem und fetalem Genotyp, welche die
Ursachen der Blutgruppeninkompatibilitäten im ABO- oder Rhesus-System
sind, bewirken eine Auslese gegen Heterozygote. Von der rh-negativen
Mutter (rezessives Merkmal) wird bei Kontakt mit den fetalen Erythrozyten
ihres Rh-positiven Kindes (heterozygot) gegen diese Antikörper gebildet.
Diese Inkompatibilität führt zu einer Erhöhung der Abortfrequenz und ist
mit einem größeren Ikterusrisiko verbunden. Die Folge ist eine signifikante
Herabsetzung der absoluten Kinderzahl.
Auch im ABO-System können durch Mütter mit der Blutgruppe O Inkom-
patibilitätsreaktionen gegen heterozygote Kinder (AO und BO) hervorgerufen werden, die ähnliche, jedoch im Gegensatz zur Rh-Inkompatibilität
schwächer verlaufende Erscheinungen zeigen. Die Folge der Auslese gegen
diese heterozygoten Nachkommen ist eine Senkung der Genfrequenz in der
Bevölkerung.

8.1.11 Selektionsfaktoren beim Menschen

Vor der Ära der Antibiotika und Chemotherapeutika sind viele Individuen
mit abgeschwächter Resistenzlage an den Folgen von epidemischen Infektionskrankheiten gestorben. Dadurch haben diese Krankheiten die Funktion
von Selektionsfaktoren innegehabt. Medizinisch nachgewiesen ist die Tatsache, daß heterozygote Träger des HbS-Gens und des Thalassämie-Gens
relativ geschützt gegen Malariaerkrankungen durch Plasmodium falciparum
sind.

8.1.12 ABO-System und somatische Krankheiten

Aus statistischen Untersuchungen hat man herausgefunden, daß Beziehungen zwischen dem ABO-System und folgenden Erkrankungen bestehen:
- Glaukom tritt häufiger auf bei A und B
- Magenulkus und Magenkarzinom findet sich öfter bei A
- Duodenalulkus ist häufiger bei O
- Perniziöse Anämie tritt vermehrt auf bei A

9. Enzymdefekte und deren Folgen

9.1   Erbliche Stoffwechselkrankheiten

9.1.1   Erbliche Stoffwechselkrankheit als genetisch bedingter Enzymdefekt

Die Ursache zahlreicher erblicher Stoffwechselerkrankungen ist das teilweise oder auch vollständige Fehlen bestimmter Enzyme. Die meisten Enzymdefekte werden rezessiv vererbt (Beispiel: Phenylketonurie).

9.1.2   Andere Ursachen erblicher Stoffwechselstörungen

Eine weitere Ursache erblicher Stoffwechselerkrankungen liegt in einer erblichen Störung der Bildung von Genprodukten, die nicht zu den Enzymen zählen. Solche Störungen finden sich beispielsweise bei der Bildung von Transportproteinen. Zu den dominant erblichen Defekten zählen die Atransferrinämie und die Bildung abnormaler Hämoglobine, zu den rezessiv erblichen die Analbuminämie. X-chromosomal rezessiv vererbt werden beispielsweise die Hämophilien A und B.

9.1.3   Multiple Enzymformen

Es hat sich herausgestellt, daß physiologischerweise bei manchen Enzymen multiple Formen vorkommen. Es finden sich u. a. auch verschiedene genetische Varianten von Enzymproteinen, die verschiedenen allelen Zuständen des Gens entsprechen. Beispielsweise gibt es von der Glucose-6-phosphat-Dehydrogenase des Menschen mehr als 50 verschiedene physiologischerweise vorkommende Varianten.

9.1.4   Beispiele für einen Stoffwechselblock in einer Enzymwirkkette

– Phenylketonurie
   Durch Fehlen der Phenylalaninhydroxylase ist der Umbau von Phenylalanin zu Tyrosin gestört.
– Galaktosämie
   Wegen der Verminderung der Aktivität der Uridyltransferase ist keine oder keine ausreichende Umwandlung von Galaktose in Glucose möglich.

9.1.5 Klinische Folgen einer erhöhten Konzentration eines Stoffwechselprodukts „vor" dem Stoffwechselblock

- **bei Phenylketonurie**

Als Folge des Phenylalaninhydroxylasemangels steigt der Phenylalaninspiegel des Plasmas zu hohen Werten an. Darüber hinaus erfolgt die Bildung von atypischen Stoffwechselprodukten, die auf Stoffwechselnebenwegen gebildet werden. Es kommt zu einer verzögerten geistigen Entwicklung und zum Schwachsinn.

- **Tay-Sachs-Krankheit (Amaurotische Idiotie)**

Diese Erkrankung zählt zu den Lipidspeicherkrankheiten (Lipidosen), bei denen sich im Sphingolipidstoffwechsel aufgrund eines Defektes der am Abbau beteiligten Enzyme große Mengen des partiell abgebauten Lipids in einem oder mehreren Organen ansammeln. Bei der *Tay-Sachs*-Krankheit sammelt sich hauptsächlich das Sphingolipid GM_2 an. Die Erkrankung wird autosomal rezessiv vererbt.

Charakteristisch sind, durch Phosphatidablagerungen im ZNS bedingt, ein „kirschroter Fleck" in der Gegend der Makula Lutea des Auges und Idiotie.

9.1.6 Klinische Folgen durch das Fehlen eines Stoffwechselprodukts „nach" dem Stoffwechselblock

- **Albinismus**

Beim Albinismus, einer autosomal rezessiv erblichen Stoffwechselstörung, bleibt die Melaninbiosynthese wegen Fehlens der Phenoloxidase in den Melanozyten aus. Der Stoffwechseldefekt kann generalisiert oder lokalisiert auftreten. Aufgrund des Pigmentmangels erscheinen die Haare weiß oder strohgelb; die Iris ist hellblau oder rötlich gefärbt, die Haut hellrosa.

- **Hormonsynthesestörungen** (Beispiel: **Adrenogenitales Syndrom/AGS**)

Beim kongenitalen AGS kommt es zu einer verminderten Cortisolbildung, weil ein Mangel an 21-β- und seltener auch an 11-β-Hydroxylase vorliegt. In der Folge einer reaktiv gesteigerten ACTH-Produktion durch die Hypophyse entsteht eine NNR-Hyperplasie mit gesteigerter Produktion von Cortisolvorläufern und Androgenen in der Zona reticularis. Die Folgen sind bei Mädchen ein Pseudohermaphroditismus femininus und bei Knaben die Pseudopubertas praecox.

9.1.7 Biochemische Diagnostik bei Stoffwechselblocks

Abnorm erhöhte bzw. erniedrige Plasmaspiegel bestimmter Stoffwechselprodukte sind ein Hinweis auf Stoffwechselanomalien und -blocks. Für qualitative und quantitative Nachweise vieler Metaboliten sind z. B. chromatographische Methoden anwendbar.

Weniger aufwendig und als Suchtests besser geeignet sind Schnelltests, wie sie beispielsweise bei der Suche nach Phenylbrenztraubensäure im Urin zur Anwendung kommen. Mit einen Phenistix-Teststäbchen oder auch mit der Ferrichloridprobe können Phenylketonkörper im Urin nachgewiesen werden.

- **Phenistix:**
Testpapier, das mit Ferri- und Magnesiumsalzen präpariert ist, wird mit Urin befeuchtet. Bei positivem Ausfall erfolgt Grünfärbung des Testpapiers.

- **Ferrichloridprobe (Föllingsche Probe)**
Im angesäuerten Urin entsteht durch Zugabe von Eisenchlorid ein instabiler grüner Farbstoff, wahrscheinlich eine Komplexverbindung von Fe^3 mit der Phenylbrenztraubensäure.

Eine mikrobiologische Nachweismethode ist der *Guthrie*-Test.

9.1.8   Stoffwechselerkrankung mit autosomal-rezessiver Vererbung bei Heterozygoten

Es hat sich herausgestellt, daß sich die Bezeichnungen „dominant" und „rezessiv" nicht allgemeingültig in dem Sinne anwenden lassen, daß im Falle von Rezessivität sich das rezessive Gen überhaupt nicht bemerkbar macht. Heterozygote Träger rezessiver Gene für bestimmte Erbleiden sind im allgemeinen gesund und auch leistungsfähig, so daß die Bezeichnung „rezessiv" gerechtfertigt erscheint. Bei ihnen wird das pathologische Gen durch das entsprechend gesunde allele Gen kompensiert. In eingehenden Untersuchungen hat man jedoch festgestellt, daß heterozygote Merkmalsträger, z. B. bei erblichen Enzymdefekten, nur etwa die Hälfte der bei völlig gesunden Personen ermittelten Enzymaktivität aufweisen, wenn man davon ausgeht, daß homozygote Individuen überhaupt keine Aktivität des betreffenden Enzyms zeigen. Offensichtlich scheinen 50% der Norm an Enzymaktivität normale Lebensfunktionen aufrechterhalten zu können.

Darüber hinaus sind Fälle beschrieben, in denen heterozygote Individuen abgeschwächte Symptome, die durch ein rezessives Gen determiniert sind, aufweisen.

9.1.9   Belastungstests zum Nachweis einer verminderten Stoffwechselleistung bei Heterozygoten

Der Nachweis, daß Heterozygote Träger eines rezessiven Merkmals für einen Enzymdefekt sind, läßt sich häufig durch Belastungstests führen.

Beispiel: Zum Nachweis, daß bei heterozygoten Individuen die Aktivität des Enzyms Phenylalaninhydroxylase nur etwa 50% der Norm beträgt, wird der betreffenden Person eine bestimmte Menge Phenylalanin verabreicht. Bestimmt man nach einer definierten Zeit den Plasmaspiegel für Phenylalanin, findet man einen etwa doppelt so hohen Wert bei Heterozygoten wie bei Normalpersonen.

9.1.10 Therapie erblicher Stoffwechselerkrankungen am Beispiel der Galaktosämie

Bei rechtzeitiger Diagnose einer Galaktosämie können durch Verabreichung galaktosefreier Diät die verheerenden klinischen Auswirkungen der Galaktosämie vermieden, und ein normales Wachstum erreicht werden. Nach dem dritten Lebensjahr scheint sich die Galaktosetoleranz zu verbessern, was auf die Entwicklung von Stoffwechselnebenwegen zurückzuführen ist. Bis zu diesem Zeitpunkt ist auf jeden Fall strikte Diät einzuhalten.

Wirkungsweise der Therapie:

Da der Defekt bei Galaktosezufuhr zu einer pathologischen Speicherung in verschiedenen Organen und aus diesem Grund entweder zu Leberzirrhose, Katarakt und Schwachsinn, oder aber im ersten Stadium zum Tode führt, liegt der Therapieeffekt auf der Hand. Galaktose ist für den menschlichen Organismus nicht essentiell, so daß eine **galaktosefreie** Diät möglich ist. Im Gegensatz dazu ist die Therapie der Phenylketonurie nur durch eine **phenylalaninarme** Diät einzuleiten, da Phenylalanin eine essentielle Aminosäure ist.

9.2 Pharmakogenetik

9.2.1 Definition

Pharmakogenetik befaßt sich mit der Analyse genetisch bedingter abnormer Varianten in der Reaktion auf Pharmaka.

9.2.2 Beispiele für unerwünschte Arzneimittelwirkung aufgrund genetisch bedingter Unterschiede in der Metabolisierung von Pharmaka

Die Anwendung von Pharmaka geht immer davon aus, daß der Organismus, dem sie zugeführt werden, „normal" reagiert, d. h. daß für die Therapie mit Medikamenten hinsichtlich der erreichten Wirkung eine jeweils spezifische und annähernd regelmäßige Verteilung ermittelt wurde. Abweichungen von der normalen Reaktion auf Pharmaka sind häufig genetisch fixiert.

– **Anwendung von Succinylcholin bei Pseudocholinesterase-Dehydrogenase-Mangel**

Succinylcholin ist ein Muskelrelaxans, das häufig in der Chirurgie angewandt wird. In therapeutischen Dosen bewirkt es neben der Muskelrelaxation eine kurzfristige Apnoe von 2 bis 3 Minuten Dauer. Es wird durch die sogenannte Pseudocholinesterase abgebaut. Bei Patienten mit einer stark verminderten Pseudocholinesteraseaktivität, die durch ein genetisch determiniertes atypisches Enzym bedingt ist, kann die Apnoe wesentlich länger dauern und u. U. lebensbedrohlich werden.

– **Anwendung von Isonikotinsäure-Hydrazid beim Acetylase-Polymorphismus**

Das Tuberkulostatikum Isoniazid (Isonikotinsäure-Hydrazid) wird unterschiedlich schnell metabolisiert. Das Verhältnis der Anzahl von Individuen, die es schnell inaktivieren, zu der die es langsam inaktivieren, beträgt etwa 1:1. Hier liegen offensichtlich zwei Varianten der N-Acetyltransferase in der Leber vor. Eine unterschiedliche Beeinflussung des Therapieerfolges bei Tuberkulose wurde jedoch nicht festgestellt.

Allerdings tritt als Nebenwirkung eine Polyneuritis vermehrt bei den Individuen auf, die Isoniazid nur langsam abbauen.

9.2.3 Multifaktoriell bedingte pharmakogenetische Reaktionen

Zu diesen Reaktionen sind allergische Geschehen zu zählen, wie sie beispielsweise bei manchen Patienten nach Verabreichung von Penicillin auftritt. Die Ursache bilden hier möglicherweise genetisch fixierte biochemische Eigenarten des Organismus, die nicht durch ein spezielles Gen kontrolliert werden.

10. Genetische Beratung

10.1 Allgemeines

10.1.1 Genetische Beratung als Vorsorgemaßnahmen

Da fast in jeder Familie genetisch bedingte Krankheiten und Defekte vorkommen, die die Betroffenen mehr oder weniger behindern, kann genetische Beratung bei der Familienplanung eine Hilfe sein, die Weitergabe schwerer Erbkrankheiten zu verhindern. Ziel einer gründlichen Anamneseerhebung, die eine Familienanamnese einschließen muß, und Untersuchung muß die Ermittlung von Hinweisen sein, die Schlüsse auf die genetische Ätiologie bestimmter Erkrankungen zulassen. Eine entsprechende Beratung könnte zur Folge haben, daß die Zeugung von Kindern mit schweren Erbschäden, die zu schweren Belastungen und Behinderungen der betreffenden Menschen im späteren Leben führen, unterbleibt. Dadurch bleibt einer Familie auch erspart, daß sie durch ein oder mehrere schwer behinderte Kinder in eine Situation gerät, der sie nicht mehr gewachsen ist.

10.1.2 Auswirkung und Grenzen der genetischen Beratung

Die genetische Beratung kann dazu führen, daß die Anzahl regelmäßig dominant vererbter Defekte durch Verzicht auf Fortpflanzung wesentlich verringert wird. Schwieriger ist es bei rezessiven Erbleiden, die z. B. bei Kindern von gesunden heterozygoten Eltern auftreten, weil man sie häufig erst bei der Geburt eines kranken Kindes feststellt. Prophylaktische Untersuchungen auf Heterozygotie und gegebenenfalls Verzicht auf Fortpflanzung könnte die Zahl der rezessiven Erbleiden senken.

Bei vielen Krankheiten und schweren Mißbildungen, bei denen genetische Faktoren eine Rolle spielen, sind wahrscheinlich mehrere Gene beteiligt, die in der Bevölkerung sehr weit gestreut sind. Ein Verzicht auf Fortpflanzung hätte wohl nur einen geringen Effekt, da es immer wieder zu einer Kombination von Genen kommt, die zu einem polygenen Erbleiden führt.

10.1.3 Hauptindikationen

Die Hauptindikationen für eine genetische Beratung sind folgende:
- Beim **ersten Kind** aus einer Ehe sind **Mißbildungen oder geistige Entwicklungsstörungen** aufgetreten. Wie groß ist die Wahrscheinlichkeit, daß weitere Kinder ebenfalls von dieser Fehlbildung betroffen sind?
- **Ehe unter Verwandten** (Cousin und Cousine)

– Innerhalb der **Familie eines Ehepartners** existiert ein **Proband mit einem Erbdefekt.** Wie hoch ist das Risiko, daß ein eigenes Kind auch mit diesem Erbleiden belastet ist?

– Wie hoch ist **das Risiko, daß das Kind einen Erbdefekt** haben könnte, wenn einer der beiden Partner längere Zeit **einem Mutagen** (z. B. Röntgenstahlen) ausgesetzt war?

10.1.4 Einleitung einer genetischen Beratung

Die genetische Beratung beginnt mit einer eingehenden Anamneseerhebung, die eine vollständige Familienanamnese umfassen muß. Zweckmäßigerweise macht man sich eine Skizze des Stammbaums, der bei den Großeltern beginnt und sämtliche Nachkommen erfassen soll. Neben der Untersuchung des Patienten kommt möglicherweise auch die Untersuchung eines an einer Krankheit mit ähnlicher oder gleicher Symptomatik leidenden Familienangehörigen in Betracht.

10.1.5 Stammbaum und Stammbaumsymbole

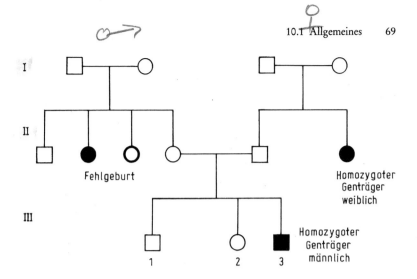

Beim Zeichnen eines Stammbaums sind folgende Regeln zu beachten:
- Die väterliche Reihe wird links angeordnet, die mütterliche rechts
- Die einzelnen Generationen erhalten römische Zahlen; die Individuen einer Generation werden mit arabischen Ziffern nummeriert.
- Innerhalb einer Geschwisterreihe müssen alle Kinder mit Geschlechtsangabe in der Reihenfolge ihrer Geburt aufgeführt werden.
- Fehlende Informationen müssen erkennbar sein.

10.1.6 Wiederholungsrisiko

Das Wiederholungsrisiko einer Erbkrankheit ist eine rein statistische Größe, d. h. eine Wahrscheinlichkeitsangabe.
Sie kann die Möglichkeit, ob ein Kind mit einem Erbleiden geboren wird, weder definitiv ausschließen noch genau vorhersagen, da unabhängig von der Zahl der schon geborenen Kinder das Erkrankungsrisiko für jedes weitere Kind immer wieder von neuem gegeben ist.

10.1.7 Aspekte der genetischen Beratung

In einer genetischen Beratung der Eltern muß neben der Wahrscheinlichkeitsangabe auch noch die Erörterung folgender Punkte vorgenommen werden:
- Läßt die Schwere des Krankheitsbildes (z. B. Hämophilie, Retinoblastom) überhaupt noch ein annehmbares Leben für den Erkrankten zu?
- Inwieweit kann eine adäquate Therapie (z. B. bei Phenylketonurie) den Zustand verbessern?
- Ist die Belastung für die Familie zu verkraften? (Unter diesem Punkt gehen

Berufstätigkeit und Alter beider Eltern, sowie die Anzahl der bereits existierenden Kinder ein.)

- Ist eine Früherkennung des Erbleidens möglich und käme eine medizinische Indikation bei positivem Befund überhaupt in Frage?
- In welchem Maße sind die Eltern Umwelteinflüssen ausgesetzt, die eine Manifestation des Erbleidens begünstigen?

10.1.8 Psychologische Aspekte bei der Beratung

Bei der genetischen Beratung ist es wichtig, daß der Arzt sich viel Zeit nimmt und sehr ruhig und einfühlsam vorgeht. Grundsätzlich muß er offen alle Fakten darlegen und versuchen, den Ratsuchenden entsprechend ihrem Bildungsniveau die Zusammenhänge zu erläutern. Der Arzt hat sich darauf einzustellen, daß die Fragenden oft eine übertriebene Angst hegen, daß sie ebenfalls an der Erbkrankheit leiden, die in ihrer Familie vorgekommen ist. Sollte sich wirklich eine genetische Belastung herausstellen, muß er den Betroffenen die Schuldkomplexe nehmen, um eine Belastung der Ehe zu vermeiden. Ist zum Beispiel eine permanente Schwangerschaftsverhütung indiziert, muß der Arzt darauf gefaßt sein, daß solch ein Verzicht auf Kinder auf psychologische und religiöse Barrieren stößt. Fehlt bei den Eltern jegliche Einsicht, sollte der Arzt den Mut haben, den Eltern Entscheidungshilfen vorzuschlagen, ohne sie dabei autoritär zu bevormunden.

10.2   Autosomal rezessive Erbleiden

10.2.1 Wiederholungsrisiko für autosomal rezessive Erbleiden

Unter der Voraussetzung, daß beide Eltern heterozygote Genträger sind, liegt das Erkrankungsrisiko für Geschwister von Kranken bei 25%. Bei Kindern von Verwandten 1. und 2. Grades errechnet sich das Wiederholungsrisiko unter der Annahme, daß keine Verwandtenehe vorliegt, aus dem Produkt der Heterozygotenfrequenz in der Bevölkerung und dem Risiko der Kinder, selbst heterozygote Genträger zu sein. Gesunde Geschwister weisen mit einer Wahrscheinlichkeit von $2/3$ Heterozygotie auf, während die Geschwister von Eltern nur noch mit einer Wahrscheinlichkeit von $1/2$ heterozygote Genträger sind. Bei Cousin und Cousine kann man nur noch mit einer Wahrscheinlichkeit von $1/4$ Heterozygotie annehmen.

10.2.2 Risiko eines gesunden Geschwister eines Kranken, Genträger zu sein

Nach der *Mendel*schen Verteilung liegt das Risiko, Genträger zu sein, für ein gesundes Geschwister eines Kranken bei 75%.

10.2.3 Voraussetzungen für ein krankes Kind bei einem homozygoten Kranken

Ein Homozygoter muß mit einem Risiko von 50% mit der Geburt eines kranken Kindes rechnen, wenn sein Partner heterozygot ist (sogenannte Pseudodominanz). Sollte sein Ehepartner auch homozygot sein, erkranken alle Kinder. Ist der Partner gesund, sind alle Kinder genotypisch heterozygot und phänotypisch gesund.

10.2.4 Die Bedeutung von Heterozygotentests

Bei ungefähr 60 Stoffwechselkrankheiten mit autosomal rezessiver Genese kann man einen positiven Heterozygotentest nachweisen. Er ist indiziert, wenn man mit einem hohen Risiko (bei Geschwistern und nahen Verwandten von Homozygoten) rechnen muß, daß der Fragende heterozygot ist. Sollte sich der Verdacht bestätigen, ist es angebracht, auch den Ehepartner einem Heterozygotentest zu unterziehen.

10.2.5 Die Bedeutung von Verwandtenehen für das Erkrankungsrisiko von Kindern

Bei Verwandtenehen ist für Kinder nur mit einem geringfügig erhöhten Erkrankungsrisiko zu rechnen, wenn die Ehepartner aus bisher unbelasteten Familien stammen.
Ist jedoch bei den Geschwistern eines Ehepartners ein autosomal rezessives Erbleiden aufgetreten, so steigt die Wahrscheinlichkeit für ein Erkrankungsrisiko bei Kindern aus Verwandtenehen ganz erheblich, da ja infolge der gleichen Abstammung das Zusammentreffen gleichartiger Gene eher zu erwarten ist. Beträgt z. B. die Genhäufigkeit 1:1000, so ist das Erkrankungsrisiko für Kinder aus einer Ehe zwischen Cousin und Cousine die $^1/_8$ der Erbanlagen von ihren Großeltern gemeinsam haben, um das 62,5fache angestiegen.

10.3 Autosomal dominante Erbleiden

10.3.1 Wiederholungsrisiko für autosomal dominante Erbleiden

Kinder von Trägern eines autosomal dominanten Erbleidens haben unter der Voraussetzung, daß das Merkmal immer wieder von Generation zu Generation weitervererbt wurde (Penetranz von 100%), mit einem Wiederholungsrisiko von 50% zu rechnen. Wurden mehrfach gesunde Überträger im Stammbaum vorgefunden, so hat das Leiden eine geringere Penetranz als 100%. Demzufolge ist auch das Wiederholungsrisiko kleiner als 50% und zwar umso kleiner, je mehr die Penetranz 100% unterschreitet.

10.3.2 Risiko für Kinder gesunder Geschwister eines Kranken mit einem autosomal dominanten Leiden

Das Erkrankungsrisiko für Kinder von gesunden Geschwistern eines Kranken mit einem autosomal dominanten Erbleiden ist nicht erhöht, wenn das Merkmal regelmäßig von Generation zu Generation vererbt wurde.
Wurden jedoch mehrfach gesunde Überträger im Stammbaum gefunden, so muß mit unvollständiger Penetranz gerechnet werden. Je niedriger die Penetranz ist, umso höher muß man das Risiko veranschlagen, daß das gesunde Geschwister Genträger ist. Das Erkrankungsrisiko für dessen Kinder liegt aber unter 50% (s. 10. 3. 1).

10.3.3 Risiko für weitere Kinder gesunder Eltern mit einem Kind mit autosomal dominanten Erbleiden

Bekommen gesunde Eltern ein Kind mit einem autosomal dominanten Erbleiden (z. B. Chondrodystrophie, Akrozephalosyndaktylie), das 100%ige Penetranz aufweist, so ist das Risiko für weitere Kinder nicht erhöht. Man muß in diesem Falle eine Neumutation annehmen, deren Anteil bei autosomal dominanten Erbkrankheiten recht hoch ist.

10.4   X-chromosomale Erbleiden

10.4.1 Erkrankungsrisiko für Geschwister von Kranken mit einem X-chromosomal rezessiven Erbleiden

Sind beide Kranke in der Geschwisterschaft männlich, so kann man davon ausgehen, daß die Mutter Konduktorin des X-chromosomal rezessiven Erbleidens (z. B. Hämophilie, Muskeldystrophie Typ *Duchenne*) und der Vater genotypisch gesund ist. Das Erkrankungsrisiko für Schwestern beträgt 0%, wobei 50% der Schwestern Konduktorinnen sind. Von den männlichen Nachkommen erkranken 50%.

10.4.2 Risiko bei einmaligem Auftreten eines X-chromosomal rezessiven Erbleidens innerhalb der Geschwisterschaft und weiteren Verwandtschaft

Ist außer dem Probanden kein weiterer Kranker in der Geschwister- und weiteren Verwandtschaft vorgekommen, so muß die Erkrankung Folge einer Spontanmutation gewesen sein. Somit ist kein erhöhtes Risiko für nachfolgende Geschwister gegeben.

10.4.3 Ermittlung einer Konduktorin

Um die Wahrscheinlichkeit abzuschätzen, inwieweit eine gesunde Frau Konduktorin ist, muß man aus der Familienanamnese folgende Informationen haben:
- War der Vater der Frau erkrankt? (bei hemizygotem Vater beträgt die Wahrscheinlichkeit 100%, daß die Frau Überträgerin ist).
- Hatte der Großvater mütterlicherseits die Krankheit? (Wenn ja, dann beträgt die Wahrscheinlichkeit für die Frau 50%, Überträgerin zu sein).

10.4.4 Risiko für Kinder von Kranken mit einem X-chromosomal rezessiven Erbleiden

Besitzt der Vater das X-chromosomal rezessive Erbleiden, und ist die Mutter homozygot gesund, so sind alle Kinder gesund; die Töchter sind jedoch Konduktorinnen.
Ist die Frau Konduktorin des X-chromosomal rezessiven Erbleidens und der Mann genotypisch gesund, so ist das Erkrankungsrisiko bei Knaben 50%, während die Mädchen alle gesund sind. 50% von ihnen sind aber wiederum Konduktorinnen.

10.4.5 Risiko für Kinder gesunder männlicher und weiblicher Geschwister von Patienten mit einem X-chromosomal rezessiven Leiden

Männliche Geschwister von Patienten mit einem X-chromoxomal rezessiven Erbleiden haben nur gesunde Kinder, da das X-Chromosom eines gesunden Mannes das normale Gen aufweist. Die weiblichen Geschwister sind zur Hälfte Konduktorinnen. Bei einer Ehe mit einem gesunden Mann kommen unter ihren Kindern hemizygot kranke Söhne, normale Söhne, heterozygote Töchter und homozygot gesunde Töchter im Verhältnis 1:1:1:1 vor.

10.4.6 Heterozygotentest bei X-chromosomalem Erbleiden

Liegt bei einer gesunden Frau der Verdacht vor, daß sie Konduktorin eines X-chromosomal rezessiven Erbleidens sein könnte, so sollte sie sich unbedingt einem Heterozygotentest unterziehen, da auch bei der Ehe mit einem gesunden Mann bei den Söhnen ein Erkrankungsrisiko von 50% besteht.
Leider ist es technisch noch nicht realisierbar, den Heterozygotennachweis für jedes Gen zu führen. Auch bei den schon bestehenden Heterozygotentests ist nicht immer eine exakte Aussage zu machen, da die Werte von Gesunden und Heterozygoten fließend ineinander übergehen.

10.5   Multifaktoriell genetisch bestimmte Leiden

10.5.1   Genetische Beratung

Bei der multifaktoriellen Vererbung ist der Phänotyp durch das Zusammenwirken mehrerer Gene determiniert. Diese Gene können sich in den nachfolgenden Generationen immer wieder neu kombinieren, wenn sie nicht gekoppelt sind. Daher ist die Grundlage der genetischen Beratung bei solchen
Leiden, die keinem monogenen Erbgang folgen, die empirische Erbprognose,
die man für die einzelnen Verwandtschaftsgrade ermittelt und in Tabellen
zusammengefaßt hat.

10.5.2   Empirische Erbprognose

Um empirische Risikoquoten zu ermitteln, muß man hinreichend große,
auslesefrei gewonnene Serien von Erkrankten und ihren Angehörigen beobachten. Aus diesen Kollektiven ermittelt man dann für den jeweiligen Verwandtschaftsgrad das Verhältnis von gesunden zu kranken Individuen. Außerdem werden noch rechnerische Alterskorrekturen bei sich später manife-
stierenden Krankheiten (z. B. Schizophrenien) mit einbezogen.

10.5.3   Größenordnung des empirischen Risikos für Geschwister

Bei einigen häufigen Mißbildungen ist die Größenordnung des empirischen
Risikos für Geschwister nicht konstant. Sie verändert sich, je nachdem ob die
gesunden Eltern schon ein krankes Kind haben, oder ob bereits zwei kranke
Kinder geboren worden sind, oder ob ein Elternteil selbst die Krankheit hat.
An einigen Beispielen sollen die Veränderungen des empirischen Risikos
gezeigt werden:

A. Angeborene Angiokardiopathien
- Wenn ein Kind gesunder Eltern erkrankt ist: 1,8–3,2%
- Wenn bereits zwei kranke Kinder geboren worden
  sind: 5,3–8,0%
- Wenn ein Elternteil erkrankt ist: 2,2%

B. Spina bifida
- Wenn ein Kind gesunder Eltern erkrankt ist: 4,1%
- Wenn bereits zwei kranke Kinder geboren worden
  sind: 10,5%

C. Lippen-, Kiefer-, Gaumenspalte
- Wenn ein Kind gesunder Eltern erkrankt ist: 3,9%
- Wenn bereits zwei kranke Kinder geboren worden
  sind: 8,7%
- Wenn ein Elternteil erkrankt ist: 4,2%

D. Angeborene Hüftluxation
- Wenn eine Tochter gesunder Eltern erkrankt ist:
  Risiko für Jungen: 0,5–0,7%
  Risiko für Mädchen: 6,3%
- Wenn ein Sohn gesunder Eltern erkrankt ist:
  Risiko für Jungen: 0,8–1,0%
  Risiko für Mädchen: 7%

10.5.4 Größenordnungen der empirischen Risiken für einige wichtige multifaktoriell genetisch bestimmte Krankheiten

A. Schizophrenie
- Geschwister eines Erkrankten: 7,5–14%
- Kinder eines Erkrankten: 10–15%

B. Atopische Erkrankungen (Darunter werden Ekzem, Asthma bronchiale, Heuschnupfen, Strophulus, Urtikaria und anginoeurotisches Ödem zusammengefaßt)
- Geschwister eines Erkrankten: 18%
- Eltern eines Erkrankten: 17%

C. Diabetes mellitus
- Geschwister eines Erkrankten bis 9 Jahren: 6,2%
- Eltern eines Erkrankten bis 44 Jahren: 2,3%

10.6   Chromosomenaberrationen

10.6.1 Das Lebensalter der Eltern bei der Zeugung

Das Lebensalter der Mutter hat entscheidenden Einfluß auf die Entstehung von Trisomien, und zwar findet man eine lineare Zunahme im logarithmischen Maßstab der non-disjunction bei Müttern ab dem 30. Lebensjahr. Lediglich das auf einem postmeiotischem Chromosomenverlust beruhende Turner-Syndrom zeigt keine Beziehung zum Alter der Mutter. Das Alter des Vaters spielt bei Trisomien keine Rolle. Es beeinflußt hingegen die Entstehung von Punktmutationen (Achondroplasie, Akrozephalosyndaktylie und Myositis ossificans).

10.6.2 Häufigkeit des Down-Syndroms

Größenordnungsmäßig stellt sich die Zunahme der Häufigkeit des *Down*-Syndroms in Abhängigkeit vom Alter der Mutter folgendermaßen dar:

Alter der Mutter	Prozentuale Häufigkeit von Geburten mongoloider Kinder
unter 20	0,1%
Mitte bis Ende 30	0,3–0,4%
über 45	2%

10.6.3 Chromosomenbefunde beim Down-Syndrom

Folgende unterschiedliche Chromosomenbefunde sind beim *Down*-Syndrom gefunden worden:
- echte Trisomie 21; Chromosomenzahl 47
- partielle Trisomie mit 21/21, 21/22, 13/21 oder 15/21 Translokation; Chromosomenzahl 46
- Chromosomenmosaik 21; von den 2 Zellinien, die dabei nebeneinander auftreten, hat die eine 46 Chromosomen, während die andere 47 Chromosomen aufweist.

Einen Translokationsmongolismus muß man vermuten, wenn die Mutter bei der Geburt ihres mongoloiden Kindes das 30. Lebensjahr nocht nicht erreicht hat. Mongolismus bei Kindern von Müttern unter 30 Jahren beruht in 10% der Fälle auf einem Translokationsmongolismus, während er nur in 2% der Fälle vorkommt, wenn man alle mongoloiden Kinder betrachtet.

Einen Mosaikbefund weisen nur etwa 2% aller Mongoloiden auf.

10.6.4 Risiko für Kinder von Eltern mit einer balancierten Translokation

Ist der Vater Träger einer balancierten Translokation, so beträgt die Wahrscheinlichkeit, daß ein mongoloides Kind geboren wird 4%. Weist die Mutter hingegen die balancierte Translokation auf, so steigt die Wahrscheinlichkeit auf ca. 9%. Formalgenetisch müßte sich ein Risiko von $33^{1}/_{3}$% ergeben (siehe Punkt 3.5.5).

10.6.5 Bedeutung von Chromosomenanalysen

Fehlgeburten werden in ungefähr 20% der Fälle durch Chromosomenaberrationen ausgelöst. Sollten bei einer Frau mehrere Spontanaborte (habituelle Aborte) aufgetreten sein, so ist eine Chromosomenanalyse der Ehepartner indiziert. Auch die Ursache der Infertilität kann sowohl beim Mann (z. B. *Klinefelter*-Syndrom) als auch bei der Frau (z. B. *Turner*-Syndrom) in einer Chromosomenaberration liegen.

10.7 Pränatale Diagnostik

10.7.1 Methode

Bei der Amniozentese wird durch sterile, transabdominelle Punktion der Amnionhöhle in Abhängigkeit von der Dauer der Schwangerschaft ungefähr 6–20ml Fruchtwasser abgezogen. In dem Fruchtwasser befinden sich Zellen von der fetalen Haut, dem Amnion und aus dem Respirations-, Gastrointestinal- und Urogenitaltrakt des Feten. Diese in einer Kultur angezüchteten Zellen können in der Regel nach 2–3 Wochen analysiert werden. Da Chromosomensatz und genetische Information dieser Zellen mit denen des Feten übereinstimmen, erlaubt diese Methode eine Aussage über das Geschlecht und die Chromosomenkonstitution des Kindes. Die Erfolgsquote liegt bei 95–98%.
Unter Zuhilfenahme der biochemischen Diagnostik versucht man angeborene Stoffwechselstörungen in den Zellen nachzuweisen. Da jedoch infolge der Differenzierung nicht in allen Zellarten die metabolisch wirksamen Erbdefekte auftreten, sind diesen biochemischen Nachweisen Grenzen gesetzt.

10.7.2 Hauptindikationen der pränatalen Diagnose

- erhöhtes Alter der Mutter (über 40 Jahre)
- Schwangerschaft bei mongoloiden Frauen
- balancierte Chromosomen-Translokation eines Ehepartners
- Schwangerschaft bei Frauen mit bekannter D/D, D/G oder G/G Fusionstranslokation
- Schwangerschaft nach Geburt eines mongoloiden Kindes bei chromosomal gesunder junger Frau
- nach Mutagenexposition (Röntgenstrahlen, Virusinfektion)

10.7.3 Aussagemöglichkeiten und Grenzen der Methode

Die Untersuchung läßt eine zuverlässige Aussage über evtl. vorliegende numerische und gröbere strukturelle Chromosomenanomalien zu. Mit Hilfe von speziellen Färbeverfahren (z. B. Bandentechnik) ist es auch möglich, kleinere strukturelle Chromosomenfehler nachzuweisen und pathologische Chromosomenbefunde genauer zu differenzieren.
Der biochemischen Diagnostik ist es bisher gelungen, etwa 50 Stoffwechselstörungen pränatal nachzuweisen. Leider ist es bisher nicht möglich, die beiden häufigsten rezessiven Erbleiden (Phenylketonurie, Mucoviscidosis) zu diagnostizieren.
Bei der Phenylketonurie liegt das Hindernis darin, daß das fehlende Enzym, die Phenylalaninhydroxylase, nur in den Leberzellen vorkommt. In keiner anderen Zellart konnte seine Aktivität bisher gefunden werden.

Bei der Mucoviscidosis hat man zum einen bis heute noch keinen genauen Einblick in den biochemischen Defekt des Erbleidens, zum anderen macht sich die Störung nur in den exokrinen Drüsen bemerkbar.

10.7.4 Risiken der Untersuchungsmethode

Das Risiko der Amniozentese für Mutter und Kind beträgt in den Händen eines erfahrenen Gynäkologen weniger als 1%. Die Untersuchungsmethode sollte deshalb nur angewendet werden, wenn das genetische Risiko in der gleichen Größenordnung oder höher liegt.

10.7.5 Zeitpunkt der Untersuchung

Der günstigste Zeitraum für eine Amniozentese ist die 14–16. Schwangerschaftswoche, da der Uterus über die Symphyse herausragt und eine ausreichende Fruchtwassermenge vorhanden ist. Die angesetzte Zellkultur kann nach 2–3 Wochen untersucht werden, so daß eine eventuell nötige Schwangerschaftsunterbrechung aus eugenischer Indikation noch vor der 20. Schwangerschaftswoche vorgenommen werden kann.

11. Möglichkeiten des genetischen Abstammungsnachweises

11.1 Methoden

11.1.1 Klärung einer fraglichen Vaterschaft

- **Blutgruppengutachten**
  Die Grundlagen für ein Blutgruppengutachten sind die Erkenntnisse der Konstanz der Blutkörperchenmerkmale während des ganzen Lebens sowie ihrer Vererbung nach den *Mendel*schen Gesetzen (beim Kind können nur Merkmale vorhanden sein, welche auch die Eltern besitzen).
- **Erbbiologisches Abstammungsgutachten (Ähnlichkeitsgutachten)**
  Es werden Ähnlichkeiten und Unähnlichkeiten des mindestens 3 Jahre alten Kindes mit den fraglichen Vätern verglichen.
  Soweit Merkmale vorliegen die eindeutig durch *Mendel*schen Erbgang weitergegeben werden, können die Schlüsse ebenso exakt wie beim Blutgruppengutachten gezogen werden. Ansonsten kommen etwa 180–200 verschiedene Merkmale bei Vergleichen zur Anwendung. Die wichtigsten sind Gesichts- und Kopfform, Struktur der Extremitäten, Tastleisten und die Struktur der Iris sowie Pigmentierungen.
  Ein positiver Vaterschaftsnachweis für forensische Zwecke, kann nur mit mehr oder weniger Wahrscheinlichkeit erbracht werden.

11.1.2 Begutachtung der Tragezeit und Zeugungsfähigkeit

Bei einem Tragezeitgutachten wird festgestellt, ob der Reifungsgrad des geborenen Kindes mit der nach den Aussagen der Beteiligten errechneten Schwangerschaftsdauer in Einklang zu bringen ist. Da die Tragezeit (z. B. Schwangerschaftsdauer post conceptionem variiert zwischen 263–273 Tagen) individuellen Schwankungen unterliegt, läßt sie keinen sicheren Rückschluß auf den genauen Zeugungstermin zu. Auch der Nachweis der Zeugungsfähigkeit hat nur einen begrenzten Aussagewert, da die Zeugungsfähigkeit zum Zeitpunkt der Untersuchung nicht übereinstimmen muß mit der Zeugungsfähigkeit während des fraglichen Zeugungstermines.

11.2 Blutgruppen

11.2.1 Erbgang

Aus experimentellen Untersuchungen (z. B. an den Genen der Blutgruppe A u. B, am Hämoglobin) und aus der Analyse von Häufigkeitsverteilungen

einzelner Phänotypen, hat man herausgefunden, daß fast alle Blut-, Serum-
und Enzymgruppen einem einfachen dominanten bzw. kodominanten Erbgang folgen. Alle anderen Merkmale des Menschen unterliegen im Gegensatz
dazu einem komplexeren Vererbungsgeschehen.

11.2.2 Charakter der Blutgruppen

Der Besitz von Blutgruppen ist eine erbliche Eigenschaft der Blutkörperchen
(vor allem der Erythrozyten). Sie besitzen den Charakter von Antigenen.
Ihre praktische Bedeutung liegt darin, daß gegen die Blutgruppenantigene
gerichtete natürliche Antikörper existieren oder als Immunantikörper nach
immunisierenden Reizen entstehen können.

11.2.3 Multiple Allelie und Ausschlußkonstellationen

Bei multipler Allelie sind mehr als zwei Allele für einen Genort vorhanden,
im Falle des ABO-Systems drei.
Unter der Voraussetzung, daß die Merkmale A und B dominant, und das
Merkmal O rezessiv vererbt werden, ergeben sich bei 6 Genotypen 4 Phänotypen:

– AA oder AO ergibt phänotypisch A
– BB oder BO ergibt phänotypisch B
– AB ergibt phänotypisch AB
– OO ergibt phänotypisch O

Aus diesen Konstellationen ergibt sich, daß ein Kind kein Merkmal haben
kann, was bei seinen Eltern nicht auch vorhanden ist.

Beispiele: Haben das Kind und die Mutter jeweils die Blutgruppe O (=
OO), kann der Vater dieses Kindes auf keinen Fall die Blutgruppe AB haben.
Der Vater eines Kindes mit der Blutgruppe B (= BO oder BB),
dessen Mutter die Blutgruppe A (= AO oder AA) hat, kann
nicht die Blutgruppe A (= AO oder AA) haben.

11.2.4 Grundzüge der Vererbung im Rhesus-System

Der Rh-Antigen-Komplex besteht aus 6 Partialantigenen, einem Hauptanti-
gen mit starker antigener Wirksamkeit (D), 2 Nebenantigen (C und E) und
ihren „negativen" Antagonisten (d, c, e); jeweils zwei gehören als allelomor-
phe Faktoren zusammen (D-d, C-c, E-e).
Die Vererbung erfolgt kombinant (Allele, deren Phänotyp unabhängig voneinander erkennbar wird, werden kombinant vererbt) ohne gegenseitige
Überdeckung. Über die Lokalisation der Gene des Rh-Systems gibt es zwei
Hypothesen

– Nach *Fischer* und *Race* (3-Gen-Theorie) liegen 3 Paare gekoppelter alleler Gene an 3 benachbarten Orten des gleichen Chromosomenpaares.
– Nach *Wiener* (1-Gen-Theorie) liegt eine Serie von 3 allelen Genen an einem Ort eines bestimmten Chromosomenpaares.

11.3   Serumgruppen

11.3.1 Beispiele für erbliche Eigenschaften im menschlichen Serum

– **Haptoglobine**
Die Plasmaproteinfraktion hat die Fähigkeit, freies Hämoglobin zu binden.
Neben 3 wesentlichen Haptoglobin-Typen treten auch noch seltene Formen auf.
Familienuntersuchungen zeigen, daß die drei Phänotypen Hp 1–1, 2–1 und 2–2 durch ein Genpaar Hp^1 und Hp^2 bestimmt sind, wobei die Typen 1–1 und 2–2 den Homozygoten entsprechen, während der Typ 2–1 dem Heterozygoten entspricht.
Die Haptoglobine haben im forensischen Abstammungsnachweis eine große Bedeutung gewonnen. Bei eindeutigen Ergebnissen wird ein Vaterschaftsausschluß auf Grund eines Hp-Ausschlusses neuerdings anerkannt.
– **Gamma-Globulin-Gruppe** (Gm)
Rh-positive Erythrozyten der Gruppe 0 werden mit geeigneten inkompletten Rh-Antikörpern beladen. Diese Zellen werden durch Seren von Patienten mit chronischem Gelenkrheumatismus agglutiniert. Etwa 60% der Seren Gesunder haben den Phänotyp Gm (a+); sie können diese Agglutination unterbinden. Nach ausgedehnten Familienuntersuchungen entsprechen dem Phänotyp Gm (a+) die Genotypen Gm^aGm^a und Gm^aGm, dem Phänotyp Gm (a−) der Genotyp GmGm. Die Gm-Gruppen spielen im erbbiologischen Abstammungsnachweis eine Rolle; es ist jedoch nicht möglich, ausschließlich auf ihnen einen Vaterschaftsausschluß zu begründen.
– **Gruppenspezifische Komponente** (group specific component/Gc)
Die Gc-Gruppen gehören zur α_2-Globulinfraktion der Serumproteine. Auch hier finden sich 3 Typen.
Wie bei den Haptoglobinen bestimmt ein Genpaar Gc^1 und Gc^2 die Phänotypen Gc 1–1 (bei homozygotem Gen Gc^1), Gc 2–2 (bei homozygotem Gen Gc^2) und Gc 1–2 (bei Heterozygotie Gc^1Gc^2). Daneben existieren noch sehr seltene Formen gruppenspezifischer Komponenten.

11.3.2 Ausschlußkonstellation der genetischen Abstammung anhand der gruppenspezifischen Komponente

Ist das Kind homozygot für das Gen Gc^1 (Typ Gc 1–1) und die Mutter heterozygot (Typ Gc 1–2), kann der Vater nicht homozygot für das Gen Gc^2 (Typ Gc 2–2) sein.

11.4   Enzymgruppen

11.4.1 Isoenzyme und Vaterschaftsbegutachtung

Isoenzyme katalysieren alle die gleiche enzymatische Reaktion. Sie bestehen aus Fraktionen eines Enzyms, die sich mit Hilfe von Elektrophorese und Gaschromatographie voneinander trennen lassen. Die Isoenzyme unterscheiden sich in bezug auf die Primärstruktur ihres Proteins, in dem K_m-Wert, der Hitzestabilität und der Hemmbarkeit durch Enzyminhibitoren.
Für Vaterschaftsgutachten eignen sich besonders folgende Isoenzyme:
– acP = alkalische Phophatase
– PGM = Phosphoglukomutase
– AK = Adenylatkinase
– ADA = Adenosindesaminase

11.4.2 „Seltene" und „stumme" Allele

In der Routinediagnostik werden „seltene" oder „stumme" Allele leicht übersehen oder nicht erfaßt. Das kann zur Fehldiagnose führen: Kind und Präsumptivvater sind entgegengesetzt reinerbig; in Wirklichkeit sind beide heterozygot betreffs des „stummen" oder „seltenen" Allels.

11.5   Vaterschaftswahrscheinlichkeit

11.5.1 Ausschluß von Nicht-Vätern

Durch ein Blutgruppengutachten können ungefähr 95% aller Nichtväter ausgeschlossen werden. Diesen Prozentsatz kann man auf ca. 99% steigern, wenn man zusätzlich noch das HLA-System in die Untersuchung mit hineinnimmt.

11.5.2 Positiver Hinweis auf eine Vaterschaft durch serologisches Gutachten

Ein serologisches Gutachten führt nicht nur zur Ausschlußdiagnose eines möglichen Vaters, sondern kann auch positive Hinweise für eine Vaterschaft zu Tage fördern. Gleichen sich nämlich Kind und Präsumptivvater in einigen seltenen Polymorphismen, und ist die Existenz eines eineiigen Zwillingsbruders des Präsumptivvaters ausgeschlossen, so muß mit hoher Wahrscheinlichkeit seine Vaterschaft angenommen werden.

11.6 Erbbiologisches Abstammungsgutachten

11.6.1 Zeitpunkt für ein erbbiologisches Gutachten

Das Nicht-Ehelichen-Gesetz verlangt den positiven Nachweis der Vaterschaft des Mannes. Da die Untersuchung von Blut-, Serum- und Enzymgruppen definitiv nur die Nichtväter zu 95% ausschließen kann, hat das erbbiologische Abstammungsgutachten auch heute noch seine Berechtigung. Es erlangt besondere Bedeutung dann, wenn trotz Paternitätsserologie mehrere Männer für die Vaterschaft in Frage kommen.

Die meisten Merkmale, die im erbbiologischen Gutachten zum Vergleich herangezogen werden, sind im Säuglings- und frühen Kleinkindesalter noch zu wenig ausgeprägt. Daher soll das Gutachten nicht vor dem 3. Lebensjahr angefertigt werden, und es muß vorher die vollständige Bestimmung der Blutgruppen durchgeführt worden sein.

11.6.2 Charakter des erbbiologischen Gutachtens

Das erbbiologische Gutachten ist ein morphologisches Ähnlichkeitsgutachten. Es vergleicht eine Vielzahl morphologischer Merkmale zwischen Kind, Mutter und dem Eventualvater. Dabei wird besondere Aufmerksamkeit den Merkmalen gewidmet, die zwischen Kind und Eventualvater kongruent sind, nicht aber zwischen Mutter und Kind.

11.6.3 Methodik des erbbiologischen Gutachtens

Beim erbbiologischen Gutachten wird eine Vielzahl von morphologischen Merkmalen und Merkmalskomplexen miteinander verglichen, von denen die wichtigsten genannt werden sollen:

- Haarfarbe, Haargrenze, Haarform, Haarwirbel
- Augenfarbe, Irisstruktur, Augenpartie
- Kopfform, Gesichtsform und Ohrmuscheln
- Hautfarbe und Pigmentmerkmale
- Form der Extremitäten und ihre Längenverhältnisse zueinander
- Muster und Anzahl der Papillarleisten von Fingern und Zehen.

11.6.4 Besondere Aspekte des erbbiologischen Abstammungsgutachten

Im erbbiologischen Abstammungsgutachten werden vor allem Merkmale verglichen, die polygen vererbt werden. Dabei gründet sich der positive Nachweis der Vaterschaft auf solche Merkmale, bei denen Ähnlichkeit zwischen Eventualvater und Kind besteht; jedoch Diskongruenz zwischen Kind und Mutter.

Eindeutiger wird die Entscheidung, wenn Präsumptivvater und Kind in einem selten vorkommenden dominantem Merkmal übereinstimmen, daß bei der Mutter nicht zu finden ist.

11.6.5 Beweiskraft einer morphologischen Übereinstimmung

Die Beweiskraft einer morphologischen Übereinstimmung zwischen Kind und Eventualvater ist von der Häufigkeit des Merkmals in der Population abhängig. Je seltener ein Merkmal in der Bevölkerung vorkommt, um so unwahrscheinlicher ist eine zufällige Übereinstimmung zwischen Kind und Eventualvater anzunehmen. Stimmen dagegen Kind und Eventualvater in einem Merkmal überein, das sehr häufig in der Population auftritt, so hat diese Ähnlichkeit nur einen geringen Aussagewert.

Literatur:
1. Bresch, C., Klassische und molekulare Genetik, 1. veränderter Neudruck, Springer 1965
2. Degenhardt, K.-H., Humangenetik, Deutscher Ärzte Verlag 1973
3. Fuhrmann, W., Taschenbuch der allgemeinen und klinischen Humangenetik, Wissenschaftliche Verlagsgesellschaft mbH 1965
4. Hienz, H. A., Chromosomen-Fibel, Thieme Stuttgart 1971
5. Kaudewitz, Molekular- und Mikroben-Genetik Heidelberger Taschenbuch 1973
6. Lenz, W., Medizinische Genetik, Thieme Stuttgart, 3. Aufl. 1976
7. Murken, J.-D. und Cleve, H., Humangenetik Enke Reihe zur AO Ä, Enke Stuttgart 1965
8. Penrose, L. S., Einführung in die Humangenetik, Springer, 2. Aufl. 1973
9. Prokofjewa-Belgowskaja, A. A., Grundlagen der Zytógenetik des Menschen, Akademie-Verlag Berlin 1974
10. Sandritter/Beneke, Allgemeine Pathologie Schattauer Stuttgart 1974
11. Scherdt, W., Rechtsmedizin, Deutscher Ärzte Verlag 1975
12. Valentine, Die Chromosomenstörungen, Heidelberger Taschenbuch 1968
13. Vogel, Fr., Lehrbuch der allgemeinen Humangenetik, Springer 1961
14. Wendt, G. G., Theile, U., Genetische Beratung für die Praxis, Gustav Fischer Stuttgart 1975

Klinische Chemie

1. Allgemeine Grundlagen

1.1 Aufgaben der klinischen Chemie

- Die klinische Chemie befaßt sich mit der Entwicklung chemisch analytischer Methoden sowie mit deren Durchführung.
- Zu diagnostischen, therapeutischen und vorsorgemedizinischen Zwecken werden Blutgruppenbestimmungen, hämatologische und chemische Untersuchungen durchgeführt.

1.2.1 Arbeitsweise

- **Qualitative** Untersuchungsverfahren
  - Suchreaktionen
  - Schnelltests (Teststreifen, Testtabletten u. ä.)
- **Quantitative** Untersuchungsverfahren
  - Es handelt sich um folgende Tests und soweit vorhanden deren Standardisierung:
    - Absorptions- und Flammenphotometrie
    - Atomabsorptionsphotometrie
    - Fluorimetrische Methoden
    - Coulometrie z. B. Cl-Bestimmung mit Ag; 96500 Coulomb (C) setzen 1 Grammäquivalent frei
    - Gravimetrische Bestimmung; Wägung einer aus einem bestimmten Volumen einer Körperflüssigkeit rein gewonnenen Substanz (sehr schwer durchführbar, daher kaum angewandt)
  - Titrationen
  - Polarimetrische Bestimmungen

- **Verfahren mit Abtrennung:** z. B. Serumelektrophorese, Chromatographie, *Watson-Schwartz*-Test (Extraktion) usw.

- **Verfahren ohne Abtrennung:** z. B. Streifentest für Glucosenachweis im Urin u. a. direkte Nachweise

- **Verfahren zur Abtrennung**
  - (Gel-)Filtration,
  - Dialyse – (verschiedene Größe)
  - Zentrifugieren – (verschiedene Dichte)
  - Extraktion, Gegenstromverteilung ⎫
    Fraktionierte Kristallisation　　⎬ (verschiedene Löslichkeit)
    Verteilungs-Chromatographie　　⎭

- Adsorptions-Chromatographie – (verschiedene Adsorption)
  Elektrophorese – (verschiedene Ladung und Größe)
- Enteiweißung ⎫
  Fällung ⎭ (verschiedene chemische Reaktionsfähigkeit)
- Destillieren ⎫
  Sublimieren ⎬ (verschiedener Dampfdruck)
  Mikrodiffusion ⎭

1.2.2 Teilschritte

- **Reihenfolge des Vorgehens** bei der Gewinnung klinisch-chemischer Befunde:
  - Der Patient wird auf den Versuch vorbereitet
  - Die Probe wird entnommen und gekennzeichnet; danach
  - aufbewahrt und transportiert
  - Analyse im Labor
  - Die Analysenergebnisse werden – meist schriftlich – übermittelt

- **Arten von Untersuchungsgut:**
  - Blut
  - Harn
  - Stuhl
  - Liquor
  - Speichel
  - Magensaft
  - Galle
  - Duodenalsaft
  - Sperma
  - Synovialflüssigkeit
  - Exsudate
  - Transsudate

- **Bedeutung des Zahlenwertes:** Er gibt Volumina, Mengen, Konzentrationen oder proportionale Größen an, die mit den Normalwerten verglichen werden können. Weiterhin können sie Bestandteile einer Formel sein, deren einzige Unbekannte sie sind (z. B. Extinktion im Optischen Test). Sie geben also Aufschluß über Verschiebungen der o. g. Größen und damit über den Schweregrad und die Art der Erkrankung.

- **Zusätzliche Angaben** sind:
  - Dimension
  - Bedingungen, unter welchen die Werte gewonnen wurden
  - Art der Methode u. ä.

- Maßnahmen die das **Ergebnis zum Befund** machen:
  - Richtigkeitskontrolle und Qualitätskontrolle, um systematische und persönliche Fehler auszuschließen
  - Vergleich mit den weiteren klinisch-chemischen Analysenergebnissen und mit den klinischen Symptomen, die Veranlassung für die Analysen waren
  - Verlaufskontrollen
- **Unterschiede** zwischen Analysenergebnis und klinisch-chemischem Befund: Ergebnisse verschiedener Analysen führen zum klinisch-chemischen Befund. Ein Analysenergebnis ist nur die Antwort auf die Frage nach

Menge, Art und Vorkommen einer gesuchten Größe. Die Kenntnis mehrerer Analysenergebnisse führt zu einem Laborbild. Der klinisch-chemische Befund setzt sich also aus zahlreichen Daten zusammen.

1.3   Probennahme

1.3.1   Blut

Alle Kanülen, Spritzen, Glas- oder Kunststoffröhrchen dürfen nicht von Detergenzien (Reinigungsmitteln) verunreinigt sein und müssen sich in trokkenem Zustand befinden. Man verwendet deshalb am besten Einmalgeräte, die es mit besonderen Präparationen zur Gewinnung von Proben für alle routinemäßigen Analysenprinzipien gibt.

Vor dem Einstich in das entsprechende Gefäß muß die Umgebung der Einstichstelle sorgfältig gesäubert und von Fett befreit werden (70%iger Alkohol).

Die unten aufgeführten Blutproben variieren je nach der Bestimmungsmethode.

- **Arterielles** Blut, z. B. für Lungenfunktionsproben (O_2-Messung), wird gewöhnlich aus der A. Femoralis entnommen.
- **Venöses** Blut aus der V. cephalica bzw. basilica wird für eine Vielzahl von Analysen benötigt (s. u.).
- **Kapillarblut**, wie venöses Blut häufigstes Ausgangsmaterial für Analysen, wird beim Kleinkind aus der Ferse (s. *Guthrie*-Test), beim Patienten im Schockzustand aus dem Ohrläppchen und bei den übrigen Patienten aus der Fingerkuppe bzw. -beere entnommen. Es ist etwa gleichermaßen zusammengesetzt wie arterielles Blut. Wichtig dabei ist die Hyperämiesierung der Entnahmestelle durch ein heißes Bad oder hyperämisierende Substanzen wie z. B. Finalgon. Generell geht der Trend heute in großen Laboratorien dazu über, das Kapillarblut nicht zur Analyse heranzuziehen, sondern alle Bestimmungen im venösen oder arteriellen Blut vorzunehmen.
- Die Abnahme von **Plasma** (Überstand ungerinnbar gemachten Blutes) erfolgt in mit Gerinnungshemmstoffen präparierten Glas- oder Kunststoffröhrchen. Die Art der Antikoagulantien richtet sich nach der zu bestimmenden Probe. Diese Gerinnungshemmer dürfen die zu bestimmende Substanz nicht enthalten, die Enzymaktivitäten nicht hemmen und die Methode nicht beeinflussen.
- **Serum** dagegen ist der Überstand geronnenen Blutes. Bei der Gerinnung werden K^+, LDH, saure Phosphatase und besonders Hb frei, so daß man im Serum eine höhere Konzentration dieser Substanzen findet als im Plasma.

- **Erythrozyten** werden im mit *Hayem*scher Lösung verdünnten Kapillarblut (oder im venösen Blut) bestimmt.
- **Leukozyten** werden ebenfalls im Kapillarblut oder im venösen Blut bestimmt; dieses wird jedoch mit *Türk*scher Lösung (Essigsäure und Gentianaviolett u. a.) verdünnt.
- **Thrombozyten,** auch aus dem Kapillarblut oder aus dem venösen Blut versetzt man z. B. mit Novocainlösung oder Procain und betrachtet sie im Phasenkontrastmikroskop.

Unterschiede der Zusammensetzung von	im arteriellen und kapillaren Blut	im venösen Blut
pH	höher	niedriger
pCO_2	niedriger	höher
pO_2	höher	niedriger
Glucose	höher	0,56 m Mol/L
Gerinnungsfaktoren:	im kap. Blut evtl. Gewebsthrombokinasebeimischung	niedriger

1.3.2 Andere Maßnahmen

- Maßnahmen für die **Probengewinnung zur Untersuchung von**
  - **24h Urin:** Das saubere von Detergenzien freie Sammelgefäß wird, mit Namen beschriftet, in einem kühlen Raum aufbewahrt. Eine andere Möglichkeit besteht darin, den Sammelurin mit HCl bzw. Chloroform zu konservieren. Die Sammelperiode dauert 24h. Man ist bei der Sammlung von 24h-Urin sehr stark auf die Mithilfe des Patienten angewiesen; deshalb muß dieser dringend angehalten werden, seinen Urin in ein dafür vorgesehenes Gefäß zu entleeren.
- **Morgenurin** (konzentrierter, saurer ⇒ besser geeignet), **Mittelstrahlurin:** der Urin kann mittels Katheder, Punktion oder als Mittelstrahlurin gewonnen werden. Beim letzteren werden erster und letzter Strahl verworfen, damit die Bakterienmenge des Anfangsstrahls umgangen wird. Wegen der Infektionsgefahr beim Katheterisieren und dem nicht unkomplizierten Punktieren wird allgemein der Mittelstrahlurin bevorzugt. Katheterurin wird deshalb nur zur Ansetzung einer Kultur oder zu dringenden diagnostischen Zwecken entnommen.
  - **Urinsediment, Clearance-Methoden:** für die qualitativen und halbquantitativen Untersuchungen (Schnellteste, Urinsediment) wird frischer Mittelstrahlurin verwendet. Clearance-Messungen erfolgen mit Katheterharn in genau abgestoppten Abständen. Quantitative Untersuchungen (Standardtest, Bilanzierungen) erfordern 24h Urin.

- **Speichel** wird meist durch Absaugen gewonnen.
- Die Sammlung des **Sputums** erfolgt im Sputumbecher; auch hierbei muß der Patient besonders dringend instruiert werden.
- **Magensaft** wird mit Hilfe einer 45–55 cm langen Sonde abgenommen, die der Patient schlucken muß. Der Magensaft wird ausgepumpt.
- **Duodenalsaft, Galle:** Abnahme mit 65–70 cm langer Sonde mit hochgelagertem Becken in rechter Seitenlage. Absaugen mit einer Spritze. Die *Barthelheimer*sche Doppelballonsonde sorgt für einen sehr reinen Pankreas-Gallen-Saft durch Abblocken des Magensekrets.
- **Stuhl** wird als erbsengroßes Stück mit einem dafür geeigneten Löffelchen abgenommen und in ein Stuhlröhrchen gebracht.
- **Liquor:** Sterile Abnahme durch Lumbal- oder Subokzipitalpunktion. Aus dem Stichkanal darf sich kein frisches Blut beimengen.
- **Knochenmark:** Meist Abnahme durch Sternalpunktion oder durch die Punktion des Beckenkammes.
- **Sperma** aus frischem Ejakulat nach 5tägiger geschlechtlicher Abstinenz (Masturbation in ein Glasgefäß).
- **Synovialflüssigkeit** wird durch Punktion abgenommen.
- **Ex- und Transsudate** durch Absaugen. Bei beiden Methoden wird vorher eine Infiltrationsanästhesie durchgeführt.

1.3.3 Identifizierung

- **a) Beschreibung der Probe** (vor der Entnahme Röhrchen beschriften!)
    - Uhrzeit, Tag, Monat der Probenabnahme
    - Zu testende Substanz
    - Bestimmungsprinzip
- **b) Zuordnung zu einem Patienten**
    - Vorname, Name
    - Geburtsdatum
    - Patientennummer auf Anforderung und Probenröhrchen
- **c) ... eindeutig interpretierbare Analysenergebnisse**
    - Schriftliche Übermittlung von
        - Versuchsergebnis
        - Spezifität, Richtigkeit, Präzision und Empfindlichkeit der Methode.

1.3.4 Fehlermöglichkeiten

- **bei der Probennahme:**
    - **Zu starkes Stauen** vor der Blutabnahme führt zu falschen Werten bei der Pyruvat- und Lactatbestimmung. Korpuskuläre Bestandteile sind stärker konzentriert. Folglich ist auch die Konzentration gefäßpermea-

bler Substanzen niedriger. Außerdem kann ein sehr starker Stau zur Hämolyse führen.

- **Beim Einstich** kann Gewebsflüssigkeit mit in die Probe gelangen. Das kann vor allem bei Blutgerinnungstests zu falschen Ergebnissen führen.
- Reagenzien müssen **im genauen Verhältnis** zugesetzt werden; so darf z. B. Na-Citrat als Antikoagulans keinen maßgeblichen Anteil am Volumen der Probe haben, da sie sonst zu sehr verdünnt wird.
- Wird Vollblut längere Zeit – 2h und mehr – bei **Zimmertemperatur** aufbewahrt, treten z. B. K^+, LDH, saure Phosphatase aus. Bei zu großer **Kälte** kommt es zur sog. Kältehämolyse.

  Hämolyse kann auch durch **mechanische Schädigung** wie zu starkes Schütteln der Erythrozyten erfolgen.

- **durch Mißachtung**
  - **der Tageszeit:** Die Hauptausscheidungszeit für Urin ist z. B. der Tag. Für quantitative Untersuchungen ist daher der 24h-Urin einzig aussagekräftig.
  - **der Ernährung:** Für einige Untersuchungen wird Nüchternblut verlangt (BSG, Lipide, Leukozyten); nach dem Essen (postprandial) steigen die Konzentrationen von Glucose, Lipiden, Eisen und Phosphat.
  - **der körperlichen Belastung:** Besonders nach schwerer körperlicher Anstrengung können erhöhte Werte für Stoffwechselprodukte (Lactat, Pyruvat) und Enzyme (LDH, GOT, CK), die im Skelettmuskel vorkommen, im Serum auftreten.
  - **der Körperlage:** Wenn der Patient aus liegender Stellung aufsteht, wird das intravasale Volumen verstärkt filtriert, was zu seiner Abnahme führt. Die nicht gefäßpermeablen Stoffe (Blutkörperchen, Enzyme und Proteine und daran gebundene Stoffe wie Cholesterin und Triglyceride) steigen an; manchmal bis zu 10%.
  - **der diagnostischen und therapeutischen Maßnahmen:** Arzneimittel, vor allem Analgetika und Schlafmittel, können den Zellstoffwechsel mit seinen Enzymen stark beeinflussen. Außerdem können sie in chemische Reaktionen des durchgeführten Tests selbst eingreifen, z. B. durch Farbänderungen oder Verhinderung von Farbbildung (Photometrie). Beispiel sei die Vitamin C-Therapie, die die Ergebnisse der Benzidinprobe verfälscht. Auch Genußmittel wie Alkohol (Leberzellschädigung; GPT steigt!), Tabak, Tee und Kaffee, die besonders Magen-, Leber- und Nierenfunktion beeinflussen, dürfen nicht unberücksichtigt bleiben.
- **durch falsche Verwahrung**
  - **Temperatur:** Bei Verwendung von **Vollblut** können bei längerer Aufbewahrung der Probe bei Zimmertemperatur falsche Ergebnisse bezüglich Metaboliten (Glykolyse der Erythrozyten), Enzymen und Elektrolyten auftreten. Vollblut muß möglichst innerhalb von 4h untersucht werden und bis zu diesem Zeitpunkt bei 2–4° C aufbewahrt werden. Bei größerer Kälte kommt es zur Hämolyse. Zum Postversand ist es ungeeignet.

Serum und Plasma können gut bei − 20° C über **längere Zeit** hinaus gelagert werden. Hier führen höhere Temperaturen besonders zu Veränderungen der Blutgase. CO_2 setzt sich mit dem Gehalt der Umgebung ins Gleichgewicht; dadurch sinkt der Kohlensäuregehalt des Plasmas oder Serums. Folge ist eine Alkalisierung der Probe.

– **Licht:** Unter Lichteinwirkung (meistens reicht schon normales Tageslicht) werden **Porphyrine zersetzt.** Bilirubin kann ebenfalls nicht mehr mit Diazoniumsalzen reagieren.

– **Schwerkraft:** Korpuskuläre Bestandteile wie Erythrozyten, Leukozyten, Thrombozyten, Bakterien, Uratkristalle usw. setzen sich mit der Zeit ab. Vor jeder Bestimmung muß die Probe deshalb gut vermischt werden.

– **Äquilibrierung:** Durch Temperatureinflüsse Änderung der Blutgaszusammensetzung auf Grund unterschiedlicher Drucke in Probe und Umgebung.

– **Alterung:** Bei zu langer Aufbewahrung kommt es zu starken Aktivitätsverlusten der Enzyme und zur Veränderung der Zusammensetzung der Proben allgemein. Überalterte Proben sind daher unbrauchbar.

1.4   Analysenprinzipien

– **Absolutmessung:** Beispiel hierfür ist die komplexometrische Bestimmung der Ca-Ionen-Konzentration durch EDTA. Letzteres bindet nämlich Ca stöchiometrisch.

– **Relativmessung:** Beim Quicktest z. B. wird die Entstehung des ersten Fibrinfadens in Skalenteilen oder Rel.% angegeben. Die Versuchsergebnisse werden also mit einem Standard verglichen.

– **Wichtigste Meßprinzipien der klinischen Chemie:**
  – **Maßanalyse** (Alkali-, Acidi-, Jodo-, Argento-, Mercuro-, Komplexometrie): Sie eignet sich für Substanzen, die in wäßriger Lösung bestimmte, vollständig verlaufende Reaktionen (chemisch) abgeben und deren Reaktionsprodukte direkt oder mit Indikatoren kenntlich zu machen sind.

  – **Lichtabsorptionsmessungen** (quantitativ):
    – **Colorimetrie:** Relativmessung durch Vergleich zweier Farblösungen.
    – **Photometrie:** Objektivierte Methode auf der Basis des *Lambert-Beer*schen Gesetzes.
    – **Flammenphotometrie:** Elektronen werden durch Erhitzen auf eine äußere Schale gehoben. Beim Rückfall dieser Elektronen auf die Ursprungsschale wird ein Teil der durch die Wärme erhaltenen Energie in Form von Lichtenergie frei. Für jedes Atom ergibt sich daraus eine charakteristische Spektrallinie, die in den entsprechenden Wellenlängen photometrisch erfaßt werden. Über ihre Intensität wird auf die Konzentration geschlossen.

– **Optischer Test:** Für Enzym- oder Substratbestimmungen, an denen Enzyme beteiligt sind oder beteiligt werden können, die NAD/NADP oder NADH/NADPH als Coenzyme besitzen. Die Coenzyme haben nur im reduzierten Zustand ein typisches Absorptionsmaximum bei 340 nm. Man mißt die Extinktionszu- bzw. -abnahme.

1.5   Maß-Systeme

Tab. 1. Symbole für Größen und ihre Einheiten

	Größe	Einheit[a]
l	Länge	m, mm, μm, nm, etc.
V	Volumen	M^3, l (dm^3), ml, etc.
λ	Wellenlänge	nm (nicht mμ oder Å)
t	Zeit	h, min, s, ms, μs, etc.
ν	Frequenz	Hz
m	Masse	kg, g, mg, μg, etc.
p	Dichte	g/cm^3
s	Sedimentations-koeffizient	$S = 10^{-13}$s
n	Substanzmenge	mol, mmol, etc.
M	molare Masse *(m/n)*	g/mol
–	Masse eines Moleküls	Dalton[b]
M^r	Molekulargewicht	(dimensionslos)
c_B, [B]	molare Konzentration einer Substanz B	M, mM, μM, etc. (besser als 10^{-3} M, etc.)
T	Temperatur (absolut)	K (nicht °K)
t, θ	Temperatur	° C
q, Q	Wärmemenge	J (besser als cal)[c]
I	Ionenstärke	M (mol/l), mM, etc.
K	Gleichgewichtskonstante	
K_m	Michaeliskonstante	
K_i	Inhibitorkonstante	
k	Geschwindigkeits-konstante	
v	Reaktionsgeschwindigkeit	mol/s oder mmol, μmol oder nmol/s, etc.), besser als μmol/min

	Größe	Einheit[a]
V (nicht V_{max})	Geschwindigkeit der en- zymkatalysierten Reak- tion bei unendlich großer Substratkonzentration	
I	Lichtintensität	cd
T	Durchlässigkeit (I/I_0)	(dimensionslos)
A	Absorption[d] ($-\lg T$)	(dimensionslos)
ε	molarer Extinktions- koeffizient	$M^{-1} \times cm^{-1}$

a) Präfixe für Einheiten: T, Tera (10^{12}); G, Giga (10^9); M, Mega (10^6), k, Kilo (10^3); m, Milli (10^{-3}); μ, Mikro (10^{-6}); n, Nano 10^{-9}); p, Piko (10^{-12}); f, Femto (10^{-15}); a, Atto 10^{-18}).

b) Das Dalton ist $^1/_{12}$ der Masse eines Atoms des Nuklids ^{12}C.

c) Das Joule ist die SI-Einheit der Energie. Die Kalorie (1 cal = 4.184 J; 1 J = 0.239cal) ist für eine Übergangszeit noch zugelassen; in jedem Fall sollten aber die Angaben auch in Joule ausgedrückt werden.

d) Die Ausdrücke optische Dichte, Extinktion oder Absorbancy sollen nicht mehr verwendet werden;

aus: *Hoppe-Seylers* Zeitschrift für Physiologische Chemie.

1.6   Zuverlässigkeitskriterien und Fehlerarten

1.6.1   Präzision

– Jede Messung ist innerhalb gewisser Grenzen mit zufälligen, unvermeidbaren Fehlern belastet. Durch Bildung des **Mittelwertes** $\bar{x}$

$$\bar{x} = \frac{\Sigma x}{n} = \frac{\text{Summe der Werte}}{\text{Anzahl der ermittelten Werte}}$$

x = Einzelwert
heben sich die zufälligen Fehler der Einzelmessungen zum großen Teil
gegenseitig auf.

– Die **Standardabweichung** s ist definiert.

$$s = \sqrt{\frac{\Sigma\,(\bar{x} - x)^2}{n - 1}}$$

x = Einzelwert
$\bar{x}$ = Mittelwert

– Der **Variationskoeffizient V** als statistische **Kenngröße** zur Beschreibung
der **Präzision** und des unvermeidbaren zufälligen Fehlers ergibt sich, wenn
die Standardabweichung s in % des Mittelwertes $\bar{x}$ ausgedrückt wird.

$$V = \frac{s \times 100}{\bar{x}}$$

V wird oft als relative Standardabweichung bezeichnet.
- Der Vertrauensbereich eines Meßergebnisses wird durch den Variationskoeffizienten bestimmt. Bei der **Präzisionskontrolle von Tag zu Tag** muß er kleiner als **5%**, bei der **Bestimmung von Enzymaktivitäten** kleiner oder gleich **10%** sein.

1.6.2 Richtigkeit

- **Definition:** Größe zur Beschreibung der Richtigkeit (= Wiederfindung des Sollwertes) ist die **prozentuale Abweichung des Meßwertes vom Sollwert**: $\Delta\% =$ (Sollwert – Meßwert) $\times$ 100/Sollwert.
- Mit der Richtigkeitskontrolle erfaßt man **systematische Fehler** (vermeidbar), z. B. falsche Einwaage, falsche Inkubationstemperatur, falsch hergestellte Standardlösungen.

1.6.3 Spezifität

eines Analysenganges ist dann gegeben, wenn nur ein Stoff in der Nachweis- oder Meßreaktion erfaßt wird (Glucoseoxydase-Methode zur Glucosebestimmung, Harnstoffbestimmung mit Urease, Harnsäurebestimmung mit Uricase).

1.6.4 Nachweisgrenze (s. auch 1.6.1)

- Beispiele für grobe Fehler sind: Verwechslung von Proben, Pipetten und Reagenzien; falsche Bedienung der Geräte, Übertragungs- und Rechenfehler.
- $\Delta\%$ darf den dreifachen Variationskoeffizienten einer Serie oder den Wert von 10%, bei Enzymaktivitätsbestimmungen 20% nicht überschreiten.

1.7 Qualitätskontrolle

- **Definition:** Überprüfung der Sicherheit der Aussage eines Laboratoriums. Sie umfaßt Präzisions- und Richtigkeitskontrollen.
- **Vorschriften des Eichgesetzes:** Ein Gesetz für klinisch-chemische Laboratorien befreit diese seit 1970 von der Eichpflicht ihrer Geräte, wenn sie eine statistische Qualitätskontrolle nach den 1971 von der Bundesärztekammer erlassenen Richtlinien durchführen; danach sind die Laboratorien zur Präzisions- und Richtigkeitskontrolle ihrer Analysen verpflichtet. Laborexterne Kontrollen sind Ringversuche (s. u.).
- **Maßnahmen zur internen Qualitätskontrolle sind:**

- Ein mit bestimmten Geräten gemessenes H_2O-Volumen wird in geschlossenen Wägschalen (bzw. Kolben) abgewogen. Der Faktor F = Istvolumen/Sollvolumen.
- **Photometrische Messung** einer p-Nitrophenol Standardlösungsverdünnungsreihe bei 405 mm in 1 cm Küvetten.
  E(ist) ist die Extinktion einer mit einem Volumenmeßgerät abgenommenen und auf ein Standardvolumen verdünnten Standardlösung.
  E(soll) ist die theoretisch zu erwartende Extinktion dieser Verdünnung.
  E(ist) wird mit E(soll) verglichen. Der Faktor E(ist)/E(soll) ist 1, wenn das Volumenmeßgerät keine Abweichung vom Sollwert zeigt.
- Hat man sich auf ein bestimmtes Verfahren geeinigt, verdünnt man die gesuchte Substanz, was die Aufzeichnung einer Eichkurve mit den Ordinaten Extinktion und Konzentration ermöglicht. Liegt nun der Meßstandard auf der Eichkurve, ist man methodisch richtig vorgegangen.
- Richtigkeitskontrolle der Methode: Eine vorher gemessene Substanz wird einer Serum- oder Harnprobe zugesetzt und danach abermals gemessen (wiedergesucht).
- Methodische Präzision: Man bestimmt 30mal einen Einzelwert; danach werden Mittelwert, sowie Standardabweichung und Variationskoeffizient bestimmt.
- Vorgegebene Sollwerte s. 1.6.2: Richtigkeit.
- Vorgegebene Mittelwert und Standardabweichung s. Präzision 1.6.1
- **Ringversuche** sind Versuche,
  die der Richtigkeitskontrolle dienen und als Auflage für Laboratorien gelten.
  Es werden dabei Proben unbekannter Zusammensetzung verschickt und in den einzelnen Laboratorien untersucht.

1.8   Normalbereich und Beurteilung der Ergebnisse

- **Ermittlung von Normalbereichen:**
  - Sorgfältige Auswahl eines gesunden Kollektivs
    - Keine Alterskonzentrationen
    - Trennung nach Geschlechtern
  - Überprüfung der Bedeutung von Altersunterschieden und von Geschlechtsunterschieden
  - Direkte oder logarithmische Ermittlung der *Gauss*schen Verteilungskurve aus den Meßwerten. Sie dient zur Festellung des ±2s-Bereiches (s. o.). In diesem bewegt sich der Normalbereich.
- **Kenngrößen zur Beschreibung des Kollektivs:**
  - Alter
  - Geschlecht
  - Größe
  - Gewicht

- Parameter, von denen die **Lage und Breite des Normalbereiches** abhängen kann:
  - Alter
  - Geschlecht
  - Lebensgewohnheiten
  - Klima
  - genetische Faktoren
  - Standardisierung des Tests
- **Transversalbeurteilung:** Man beurteilt die erhaltenen Meßergebnisse in Kenntnis von Normalbereich und Präzision; s. unter Grenzen von Präzision und Normalbereich (pathologisch: jenseits 3s; normal: innerhalb 2s).
- **Longitudinalbeurteilung:** Bei bekannter Präzision werden die Meßergebnisse eines Patienten im zeitlichen Verlauf verglichen.
- Notwendige **Information über die Probe und den Patienten:**
  - geprüftes Untersuchungsgut
  - Fragestellung
  - Methode
  - Tag, Monat, Jahr
  - Uhrzeit der Probennahme
  - Geburtsdatum
  - Geschlecht
  - Patientennummer
  - Klinische Diagnose
- **Abhängigkeit der Normalbereiche von Analysenmethoden:**
  - Manche Methoden, z. B. Bestimmung der α-Amylase, lassen nur relative Normalbereiche zu. Das ist auf uneinheitliche Substrate oder Meßtemperaturen, auf die Mitbestimmung anderer Stoffe oder auf die unvollständige Erfassung der gesuchten Substanz zurückzuführen.
  - Die Höhe der Enzymaktivitäten ist abhängig von Substrat- und Aktivatormenge, die optimiert werden müssen. Solche Methoden müssen **standardisiert** werden, damit die Normalbereiche vergleichbar sind.
  - **Grenzbereich der Norm** ist der 3s-Bereich, d. i. etwa 2% außerhalb des 2s-Bereiches.
  - Ein **nicht plausibler Befund** ist dann gegeben, wenn die ermittelten Werte bei Vergleich mit den anderen Untersuchungen, sowie mit klinischen Symptomen nicht in Einklang zu bringen sind.
  - Zur Abklärung dieses Problems werden **Plausibilitätskontrollen** durchgeführt, die sowohl vom Arzt als auch vom Labor ein hohes Maß an Erfahrung erfordern.
    Maßnahmen, die der Arzt ergreifen muß, beziehen sich auf die klinischen Symptome und die Verdachtsdiagnose.
    Das Laboratorium muß die Ergebnisse untereinander und mit denen aus vorangehenden Untersuchungen vergleichen.
  - **Systematische und analytische Einflüsse auf die Ergebnisse:**
    - Anwendung **verschiedener Testverfahren,** z. B. Glucosebestimmung durch GOD/POD- oder Reduktionsproben.
    - Arbeiten mit **Meßgeräten verschiedener Qualität.**
    - **Persönliche Fehler:** Falsches Piptettieren, unsauberes Arbeiten u. a.

1.9   Vergleichbarkeit der Ergebnisse

- **Voraussetzung der Vergleichbarkeit:**
  - Standardisierung der Proben
  - Kontrollieren mit von Referenzlaboratorien festgelegten Werten
  - Anwendung gleicher Methoden wie die Referenzlaboratorien
- **Übernahme eines Normalbereiches:**
  - Standardisierung der Methoden

2. Qualitative Nachweise

2.1 Urin

– Der **24h Urin** ist die einzig vergleichbare Größe für die Urinmenge, weil normalerweise die Hauptmenge des Urins am Tage ausgeschieden wird. Als Ausnahme von diesem Turnus gilt die **Nykturie**, bei der die Hauptausscheidung nachts erfolgt. Sie kommt vor bei Leuten mit Herzinsuffizienz und Stauungszuständen.

– Die **Urinmenge** ist unbedingt notwendig zur Bestimmung der Elektrolytmenge (Menge = Volumen × Konzentration).
Urinabnahme führt man,
besonders bei schwerkranken Patienten (Schock, Intoxikation, Bewußtlosigkeit, postoperativ) und solchen mit Störungen des Salz-Wasserhaushaltes sowie mit Nierenerkrankungen, mit Hilfe eines Dauerkatheters durch.
Normbereich für den 24h Urin sind 900–1500 ml, beim Manne gewöhnlich mehr als bei der Frau.

– **Polyurie:** (über 2000 ml) Vermehrte Urinmenge bei Diabetes mellitus und insipidus, polyurischem Stadium der chronischen Niereninsuffizienz, akutem Nierenversagen, Ausschwemmung von Ödemen und Ergüssen.

– **Oligurie:** Auf ungefähr 400 ml reduzierte Ausscheidung bei Fieber, schweren Diarrhoen, anhaltendem Erbrechen, akuter diffuser Glomerulonephritis, interstitieller Nephritis, oligurischem Stadium der chronischen Niereninsuffizienz, akuter tubulärer Niereninsuffizienz, kardialer Rechtsherzinsuffizienz, bei Schock und dekompensierter Leberzirrhose.

– **Anurie:** Ausscheidung von weniger als 50 ml/die, meist als Fortsetzung der Oligurie. Höchst lebensbedrohlich.

– **Harnretention:** Im Gegensatz zur Anurie nervös oder muskulär bedingt (Querschnittslähmung, Poliomyelitis usw.) so daß die Harnblase sich nicht spontan entleeren kann. Hier kann man also im Gegensatz zur Anurie beim Katheterisieren viel Urin abnehmen.

– **Pollakisurie:** Es handelt sich um eine neurovegetative Störung des Entleerungsmechanismus der Harnblase mit häufigem Harndrang. Auftreten bei Blasenerkrankungen (Blasenentzündung, -steine), Prostataadenom, erste Schwangerschaftsmonate und der sog. „Kriegspollakisurie".

– **Oligakisurie:** Seltener Harndrang, z. B. bei Tabes.

2.1.1 Dichte

– **Methoden zur Konzentrationsbestimmung** sind Dichtemessung mit Aräometer und Bestimmung der Osmolarität durch Gefrierpunktserniedrigung. Für klinische Zwecke reicht jedoch meist die Bestimmung der Dichte bzw. des spezifischen Gewichtes. Beim Gesunden schwankt sie zwischen 1015 und 1030, kann jedoch bei Wasserdiurese bis 1001, bei Konzentrierung bis 1035 variieren. Ein Gesunder soll bis 1026 konzentrieren können.

- *Dichte = Masse/Volumen.* Das Volumen ist temperaturabhängig; deshalb benutzt man zur Dichtebestimmung ein „Urometer". Das ist ein Aräometer mit Eichung bei 15, 18, 20° C und Dichteskala von 1000–1060. Für 3° C Temperaturschwankung muß eine Einheit zu- bzw. abgezogen werden. Beispiel: Bei 18° C mißt man D = 1015, das Gerät ist aber auf 15° C geeicht; dann ergibt sich daraus ein D = 1016.
- *Störend bei Dichtebestimmungen* wirken sich Glucose, Röntgenkontrastmittel und das Vorhandensein von zuviel Protein aus.
- **Normalbereich für die Dichte:** 1015–1030
- **Normalbereich für die Osmolarität:** mosm/l (50–1400 mosm/l)
- *Minimalanforderung:* 1026 (Dichte)
  1200 mosm/l

2.1.2 Farbe

endogene Ursachen	Farbe	exogene Ursachen	Farbe
Leukozyten, Phosphate	trüb (milchig)	Rote Rüben, Pyramidon	rot
Hämaturie	braunrot (trüb) auch Bodensatz		
Hb-Urie	braunrot	Furadantin, Azofarbstoffe	braunrot
starke Diurese, z. B. Glucosurie	farblos	Phenolsulfon-phthalein	purpurrot
Bilirubin	bierbraun mit gelbem Schüttelschaum	Rhabarber, Senna	rötlich bis orange
Urobilinogen	ziegelrot		
Porphyrine u. Vorstufen	ziegelrot, dunkelt nach		
Alkaptonurie, Melanin, Schwarzwasserfieber	schwarz		

2.1.3 pH-Wert

- **Normale Tagesschwankung** zwischen 5,0 und 6,5. Variationsbreite 4,5–8,0.

- **Ansäurung** wegen primären Phosphats (Natriumdihydrogenphosphat). **Neutral** bei ungefähr gleichen Konzentrationen von primärem und sekundärem Phosphat. **Alkalisierung** durch sekundäres und tertiäres Phosphat.
- **Ursachen der pH-Schwankungen:**
  - **Säurung:**
  - stark konzentrierter Harn z. B. nach starkem Schwitzen.
  - Erhöhter Proteinumsatz, z. B. bei Fieber, proteinreicher Nahrung u. a., weil der Schwefel des Proteins und der Phosphor der Nucleinsäuren und des Lecithins bei der Verbrennung als Schwefel- oder Phosphorsäuren in den Harn übergehen.
  - **Neutral bis alkalisch:**
  - starker Magensäureverlust
  - nach Hauptmahlzeiten und Pflanzenkost werden die Essig-, Wein- und Pflanzensäurenalkalien zu Kohlensäurenalkalien verbrannt.
  - oft bei nervösen Menschen (ungeklärt)
  - bei schneller Resorption von Exsudaten (Austritt von Flüssigkeit und Zellen bei Entzündungen) und Transsudaten (nicht entzündliche Ergüsse in Körperhöhlen).
  - Ammoniakalische Harngärung (bei Bakteriurie oder Stehenlassen des Harns) führt zur Alkalisierung.
- **Titrationsazidität**
  Messung des H^+-Membranpotentials mittels der Glaselektrode, deren Anzeigegerät bei pH7 und pH8 geeicht wurde. Danach titriert man die gesamten ausgeschiedenen Säuren mit 0,1 NaOH, bis das pH-Meter pH = 7,66 (Wendepunkt zwischen prim. u. sek. Phosphat) anzeigt. So erhält man die Titrationsazidität A.
  NH_4 verbindet sich mit Hypochlorid zu Chloramin, welches bei Anwesenheit von Nitroprussidnatrium als Katalysator zu einem blauen Indophenolfarbstoff gekoppelt wird. (*Berthelot*sche Reaktion)
  Messung bei E_{546}.
  $A + NH_4$ ergibt die gesamte H^+-ausscheidung

- **Normalbereiche:**
  $A = 10–30$ mmol/die
  $NH^+_4 = 30–50$ mmol/die
  Gesamt $= 40–80$ mmol/die

- **Pathologisch:**
  Gesamt $= 80–250$ mmol/die $=$ Azidose
  $\qquad\quad 0–40$ mmol/die $=$ Alkalose.

2.1.4   Proteinnachweis

- Nachweis mit **Sulfosalizylsäure:** Urin wird mit Sulfosalizylsäure versetzt. Schon bei Anwesenheit von 1,5 mg% ($\triangleq$ 15 mg/l) Protein erfolgt Trü-

bung. Bei saurer Reaktion (Proteine müssen positiv geladen sein) fällt, vor dunklem Hintergrund gut sichtbar, ein graues Wölkchen aus.
- **Schnelltest** auf der Basis des Eiweißfehlers von Indikatoren. Albustix, Uritest, Kombi-Uristix, Combur-Test u. a. werden in angesäuerten Harn getaucht. (Ansäurung ist Voraussetzung, weil sich sonst Fehler ergeben würden). Positive Reaktion: Farbumschlag.
- **Störungen des Schnelltest:** Alkalischer Urin (s. o.) und *Bence-Jones* Protein.
- Beispiele für nierengängige Proteine: *Bence-Jones* u. a. Paraproteine, sowie Hämoglobin (Nachweis besonders durch Urinelektrophorese).

2.1.5 Zuckernachweis

- Melliturien werden bei Ausschluß jeglicher Medikamente und Verdünnung konzentrierten Harnes auf D<1,015 global **durch Reduktionsproben** erfaßt. Unter diesen Bedingungen werden andere reduzierende Substanzen ausgeschlossen.
- **Fehling I + II:** Komplexes Kupfersulfatsalz (zweiwertig) wird im alkalischen Milieu zu einwertigem Kupfer reduziert. Dieses wird zunächst als gelbes CuOH abgeschieden und verwandelt sich dann in Hitze zu rotem Cu_2O.
- *Nylander:* Wird eine alkalische Wismutsalzlösung reduziert, scheidet sie metallisches Wismut ab. Hierdurch wird die Lösung schwarz gefärbt
- **Enzymatische Nachweise** durch Glucoseoxydase oder Hexokinase und GPDH im optischen Test oder in präparierten Schnelltests.
- **Schnelltests** beruhen auf den Reaktionen mit GOD-Glucoseoxydase/ POD-Peroxydase. Gebräuchlichste Tests:

Fa-*Boehringer:*   Glucotest für Glucosenachweis
                    Combur-Test für Glucose, Eiweiß und pH-Bestim-
                    mung gleichzeitig.

Fa-*Merck:*   Clinistix für Glucose
                    Uristix für Glucose und Eiweiß
                    Kombi-Uristix für Glucose, Eiweiß, Blut und pH.

Das Prinzip ist überall gleich; Galaktose und Mannose reagieren auch damit, jedoch so langsam, daß sie das Ergebnis nicht verfälschen. Prinzip:
Glucose + FAD $\xrightarrow{GOD}$ Gluconolacton + $FADH_2$
$FADH_2 + O_2 \longrightarrow H_2O_2 + FAD$
H_2O_2 + red. Farbstoff $\xrightarrow{POD}$ oxyd. Farbstoff + $2H_2O$
Ursache für Zucker im Urin ist die Überschreitung des Transportmaximums für Glucose von 27,8–41,7 μ Mol/sec. = 0,30–0,45 g/min. beim Mann und 23,2–32,4 μ Mol/sec. = 0,25–0,35 g/min. bei der Frau.

2.1.6   Ketonkörpernachweis

- **Nitroprussidnatrium:** Als Derivat der salpetrigen Säure reagiert die Nitrosylgruppe dieses Komplexes mit Aceton, aus dem sich 2 H^+ abspalten, die sich mit OH^- zu Wasser verbinden. Dieser Versuch wird in essigsaurer Lösung ausgeführt, die mit Ammoniak überschichtet wird. In der Grenzschicht bildet sich der Farbkomplex aus.
Kreatinin und Cystein bilden Farbkomplexe, sind jedoch in Essigsäure und Ammoniaksättigung instabil.
- **Gerhardtsche Eisenchloridprobe** (Fe^{3+}):
Im schwach Sauren ergeben Fe-III-Ionen mit Substanzen, die eine enolische oder phenolische Gruppe besitzen, farbige Komplexe. Acetessigsäure liegt genügend in der Enolform vor und bildet deshalb einen roten Komplex.
Farben: Phenylbrenztraubensäure – blaugrün
Acetessigsäure – rotbraun
p-Aminosalicylsäure – violett bis braun
Die o. g. sind nur als Vorproben geeignet.

2.1.7   Hämoglobinnachweis

- Hämoglobin wird mit Hilfe der **Benzidinprobe** nachgewiesen, die die Peroxydaseaktivität des Hämoglobins ausnutzt.
- H_2O_2 + Benzidin ergibt unter Einwirkung der peroxydaseähnlichen Wirkung des Hämoglobins einen blauen Farbstoff. Die Reaktion kann gestört werden durch unsaubere Gefäße (Waschmittel) und reduzierende Substanzen wie Vitamin C.
- **Hämoglobinurie** bedeutet, daß Hämoglobin gelöst im Urin vorkommt.
- **Hämaturie** bedeutet, daß Hb an Blutkörperchen gebunden im Urin vorkommt. Man unterscheidet dabei eine Makrohämaturie, bei der der Urin fleischwasserfarben ist und eine Mikrohämaturie, bei der man die Erythrozyten nur unter dem Mikroskop nachweisen kann.
- **Ursachen von Hämaturien** sind akute Glomerulonephritis, vasculäre Verlaufsformen der chronischen Glomerulonephritis (bei intakten Glomerula nicht!), Niereninfarkt, Parasiten (z. B. Filaria), Geschwülste und Tbc von Blase und Nieren, Nieren- und Blasensteine, schwere Pyelitis und Zystitis und manche Vergiftungen; weiterhin hämorrhagische Nierenerkrankungen, bei denen das vermehrt auftretende Eiweiß mit den Blutkörperchen Zylinder bildet.
- **Ursachen von Hämoglobinurien** sind Hämolysen, die jedoch trotz vorausgehender Hämoglobinämie nicht immer zu Hämoglobinurie führen brauchen, denn normalerweise wird das aus der Erythrozytenmauserung freiwerdende Hb vom RES (Milz, Leber) beseitigt. Erst wenn alles Haptoglobin (spez. Trägerprotein) abgesättigt ist tritt Hb-Urie auf. Insbesondere

ist das der Fall bei hämolytischen Krisen. Diese treten auf bei schweren Vergiftungen mit Phenylhydrazin, Resorzin, Arsenwasserstoff, Nitrosegasen, Phenol, Lysol, Saponinen, Knollenblätterpilz und Schlangengift, Transfusion gruppenfremden Blutes, Infektionskrankheiten (Gelbfieber, Scharlach, Malaria), besonders bei Malaria tertiana (Schwarzwasserfieber), die manchmal nach Behandlung mit Chinin und anderen wirksamen Medikamenten auftritt; paroxysmale Hb-urie bei manchen hämolytischen Anämien durch plötzliche Intensivierung des Blutzerfalls. **Diagnose:** Neben der Harnfarbe nur aus Hb-Nachweis im Harn; chemische oder mikroskopische Sedimentuntersuchungen, um das Auftreten von Erys auszuschließen.

Hb färbt den Harn hellrot bis grünlich **(Fleischwasser).**
Met Hb dunkelbraunrot bis schwarz **(Schwarzwasser).**

2.1.8 Bilirubinnachweis

– Oxydation zu Biliverdin (grün) mit rauchender Salpetersäure (Probe nach *Gmelin*)
– Probe nach *Rosin:* Frischer Harn wird mit alkoholischer Jodlösung überschichtet. Die Reaktion ist positiv,
   wenn an der Berührungsstelle ein grüner Ring entsteht.
– Probe nach *Hammersten-Huppert:* Harn wird nacheinander mit Calciumchlorid und Natronlauge versetzt, zentrifugiert und zum Niederschlag wird *Hammersten-Huppert*-Reagenz gegeben. Grünfärbung zeigt eine positive Reaktion an.
Schnelltests
– Iktostix: Teststreifen, die eine halbquantitative Ablesung ermöglichen, färben sich nach Eintauchen in Harn gelb bis braun.
– Iktotesttabletten: Harn wird auf Filtrierpapier geträufelt. Darauf wird die Tablette gelegt; diese enthält Salizylsäure und Na_2CO_3. Unter Hinzugabe von Wasser schäumt das Gemisch auf; durch p-Nitrophenyldiazonium–p–toluolsulfat wird das Bilirubin diazotiert, wodurch ein blauroter Farbstoff entsteht.
– Sowohl bei **Verschluß-** als auch **hepatozellulärem Ikterus** ist die Urinfarbe bierbraun mit gelbem Schüttelschaum.
– Bei **hepotozellulärem** (die Glucuronidierung sistiert zuletzt) und **Verschlußikterus** wird direktes, als Glucuronid vorliegendes wasserlösliches Bilirubin im Harn erscheinen.
– **Hämolytischer Ikerus** führt zu hoher Konzentration des an Albumin gebundenen indirekten (reagiert nur im Beisein von Coffein mit diazotierter Sufosalizylsäure) Bilirubins, welches nur bei Proteinurie im Harn erscheint.
– **Fehlen von Urobilinogen im Urin** bei totalem Verschlußikterus ist dadurch zu erklären, daß keine Gallenfarbstoffe in den Darm gelangen und

somit auch kein Urobilinogen im enterohepatischen Kreislauf zurückresorbiert werden kann.

2.1.9 Urobilinogen und Urobilinnachweis

- **Ehrlichs Aldehydreaktion:** Bei stark salzsaurer Reaktion entsteht durch die Verbindung von Uro- u. Sterkobilinogen mit p-Dimethylaminobenzaldehyd ein roter Farbstoff. Schon bei Kälte tritt bei positiver Reaktion Rotfärbung auf; der Farbstoff läßt sich mit Chloroform ausschütteln. **Störungen:** Hexamethylentetramin, Formaldehyd und viel Eiweiß können eine Rotfärbung verhindern; Sulfonamide, Trypaflavin, Senna-Extrakte können eine positive Reaktion vortäuschen oder überdecken. Störend wirken auch Arzneimittel und Nitrit.
- **Schlesinger-Probe** (Urobilin, Sterkobilin):
- mit Zinkacetat bildet sich in ammoniakalischer Lösung ein grünfluoreszierendes Zinksalz.
  Urobilin (Sterkobilin) entsteht aus der Vorstufe durch Oxydation an der Luft. Beschleunigung der Reaktion ist durch Erwärmen mit Jodtinktur möglich.
- Störend wirkt sich ein hoher Gehalt an Bilirubin bei der Reaktion aus, deshalb filtriert man den Harn nach Behandlung mit einem $CaCl_2/NH_3$-Gemisch und führt ihn erst nach Neutralisation mit Essigsäure der o. g. Bestimmung zu.
- **Ugentest Böhringer**
  Kupplung eines Diazoniumsalzes im sauren mit Urobilinogen zu einem roten Azofarbstoff. **Normalbereich:** 17 µ Mol/l = 10 mg/l. **Pathologisch:** 67,6–202,8 µ Mol/l = 40–120 mg/l. Porphobilinogen ergibt, wie Urobilinogen, eine Reaktion mit *Ehrlichs* Reagenz, läßt sich jedoch nicht mit Chloroform ausschütteln. Porphobilinogen bleibt deshalb in der wäßrigen, Urobilinogen in der Chloroformphase.
  Ursachen für die Ausscheidung von **Porphobilinogen** im Harn ist die akute intermittierende Porphyrie. Ursachen für die Ausscheidung von **Urobilinogen** im Harn sind Leberparenchymschäden, hämolytische Erkrankungen, intravasale Hämolyse, nicht aber Gallengangsverschluß!

2.1.10 Nitritnachweis

- Normaler Urinbestandteil ist das Nitrat. Bakterien reduzieren es zu Nitrit.
- Nachweis durch die **Griessche Diazoprobe:** Zu frisch gelassenem Urin wird die gleiche Menge *Griess*sches Reagenz gegeben. Es enthält α-Naphthylamin, Essigsäure, Sulfanilsäure, bei Anwesenheit von Coli-Bakt. leuchtend rote Farbe.
- Ein neuerer Schnelltest ist der **Niturtest,** bei dem man einen Streifen in Harn taucht, ihn herausnimmt und nach 30 sec. abliest. Rosarote Farbe

zeigt eine positive Reaktion an (mehr als 100 000 Keime/l Harn). Mit dieser Methode werden 50% der Harnwegsinfektionen (Zystitiden, Pyelitiden) erkannt.

2.1.11 Phenylpyruvatnachweis

- Diese Nachweise beziehen sich auf die Phenylketonurie (*Fölling*sche Krankheit).
- Reaktion mit Fe-III-Cl s. **Gerhardtsche Probe.** (unter Punkt 2.1.6)
- **Phenistix** färbt sich graugrün.
- **Guthrie-Test** (Plasma): Ende der ersten Lebenswoche wird dem Säugling durch Hackenstich ein Blutstropfen entnommen und auf Filtrierpapier gebracht. Im Labor kommt die Blutprobe auf eine mit Bakterium subtilis beimpfte Agarschale. Die Bakterien werden durch 2-Thienalanin am Wachstum gehindert. Phenylalanin hemmt 2-Thienalanin. Die bei Anwesenheit von Phenylalanin entstehende Trübungszone ist dem Gehalt an Phenylalanin proportional.
- Der *Guthrie*-Test ist sehr spezifisch, während die Phenylpyruvat-Probe im Harn durch $FeCl_3$ für alle enolischen und phenolischen Gruppen gilt; auch sind die Störmöglichkeiten (Reduktionsmittel usw.) größer.

2.1.12 Porphyrin- und Porphobilinogennachweis

- **Watson-Schwartz-Test: p-Dimethylaminobenzaldehyd ergibt mit Porphobilinogen eine Rotfärbung, die in Chloroform unlöslich ist.**
- **Rotfluoreszenz**
  - Allgemein muß für alle Proben auf Porphyrine der Harn 24h lang in einer Flasche gesammelt werden, die mit 2g Na_2CO_3 siccum versetzt ist.
  - Direkte Fluoreszenz des Harnes im gefilterten UV-Licht: Mit konz. HCl angesäuerter Harn wird durch Filtrieren und Konzentrieren vollkommen geklärt. Im Dunkeln wird der Harn in einem kleinen, nicht fluoreszierenden Präparatglas vor das UV-Licht gestellt. Rotfluoreszenz des Harns zeigt vermehrte Porphyrinausscheidung an.

2.1.13 Melanogen-Nachweis

- Tritt beim Nachweis mit Nitroprussidnatrium eine Grünfärbung auf, so wird dadurch Melanogen als pathognomisches Zeichen eines metastasierenden malignen Melanoms angedeutet.

2.2   Stuhl

2.2.1   – Benzidinprobe zum Nachweis von Hämoglobin (= Blut) im Stuhl

Fa. *Merck* stellt eine Benzidintablette her, die man zerreiben muß und in Eisessig löst.
Die Lösung wird über die Stuhlprobe auf den Objektträger gegossen. Positive Reaktion: Blaufärbung.
Störmöglichkeiten: Fleisch- und blutreiche Nahrung, Zahnfleischbluten, Hämorrhoiden, grünes, chlorophyllhaltiges Gemüse (Peroxydase), anthrazeenhaltige Abführmittel, Phenolphthalein und Brompräparate.
Ausschaltung der Störmöglichkeiten: 3 Tage vor der Untersuchung darf der Patient weder Fleisch noch Obst noch andere der o. g. Stoffe zu sich nehmen. Ebenfalls sollten Hämorrhoiden beseitigt werden und die Mundpflege sich auf Spülungen beschränken.
Latente Blutungen deuten auf Ulcera und Neoplasmen im Magen-Darmtrakt hin.

2.3   Konkremente

– Häufigste Bestandteile von Blasen-, Ureteren- und Nierensteinen sind die nun folgenden Substanzen, die sich makroskopisch durch Aussehen und Härte unterscheiden lassen:
– Genaue Untersuchung der Harnkonkremente:
  – Nach Pulverisierung teilt man die Probe in eine kleine (A) und zwei größere (B, C) auf; anschließend verfährt man wie folgt:
  – Im Teil (A) der Untersuchung wird die Probe A auf ihre Brennbarkeit überprüft. Es ergeben sich dabei drei Möglichkeiten:
  – Eine vollständige Verbrennung, die für organische Substanzen spricht (Fett, Cystin-, Xanthin-, Cholesterin-, Harnsäure- oder Ammoniumuratsteine). Die genaue Analyse erfolgt bei diesem Ergebnis im Teil C aus einer der größeren Proben (B oder C, s. o.).
  – Es tritt lediglich eine Verkohlung ein; zurück bleibt ein größerer unbrennbarer Rest. Neben organischen Substanzen müssen demnach auch noch anorganische (unbrennbare) vorhanden sein.
  In einem solchen Falle nimmt man zur weiteren Analyse die beiden größeren Proben (B + C), löst sie in angewärmter 10%iger Salzsäure auf. Es setzt sich ein Rückstand ab, den man im Teil B (s. u.) weiteruntersucht. Der Überstand wird der Untersuchung im Teil C unterworfen.
  – Als dritte Möglichkeit verfärbt sich die Probe A beim Erhitzen nur dunkel. Es liegen hier ganz überwiegend anorganische Substanzen vor, deren weitere Analyse im Teil C (s. u.) erfolgt.

Damit ist die Vorprobe (Teil A) beendet. Die weitere Analyse erfolgt unter den o. g. Gesichtspunkten in Teil B und C.

– Im Teil B versucht man vornehmlich die organischen Substanzen zu analysieren. Zu diesem Zwecke löst man eine der Proben B oder C in Salpetersäure, indem man beides erwärmt. Während Cystin nicht sichtbar reagiert, schmelzen Fette und Cholesterin bei gleichzeitiger Stickoxydentwicklung langsam, Xanthin und Harnsäure jedoch schnell. An Phosphat, Calciumsulfat und Kieselsäure muß man denken, wenn unter diesen Bedingungen ein unlöslicher Rest zurückbleibt. Die so hergestellte Lösung wird in einer Schale verdampft. Durch Betupfen des trockenen Rückstandes mit Ammoniak, ergeben sich z. T. typische Farbreaktionen wie bei

– **Harnsäure:** Purpurfarben, sofort nach Behandlung
– **Xanthin:** Rotfärbung; muß jedoch zusätzlich mit Kalilauge behandelt werden
– **Cholesterin:** Von kirschrot über blau nach grün. Voraussetzung für diese Farbreaktion ist jedoch ein Erwärmen der Probe in Alkohol; darin löst sich Cholesterin, kristallisiert jedoch beim Abkühlen wieder aus. Erst die erneute Behandlung mit konzentrierter Schwefelsäure führt zum gewünschten Ergebnis.
– **Cystin:** Sechsseitige, tafelförmige Kristalle fallen aus, wenn man die Probe in Ammoniak löst und langsam verdunsten läßt.

An diesen Teil schließt sich die Untersuchung auf anorganische Konkremente an.

– im Teil C wird die Probe in verdünnter Salzsäure erhitzt; die in Lösung gegangenen Stoffe können nun entweder direkt oder durch Zusatzbehandlungen nachgewiesen werden:

– **Carbonat:** CO_2-Entwicklung.
– **Calciumoxalat:** Unlöslicher Niederschlag, wenn man die salzsaure Lösung (s. o.) mit Ammoniak übersättigt und dann Essigsäure zufügt.
– **Oxalat:** Entfärbung einer Lösung, in der sich das o. g. Calciumoxalat in 1%-H_2SO_4 befindet, wenn man 0,02 N $KMnO_4$ dazutropfen läßt.
– **Calcium:** Niederschlag, nachdem man den beim Nachweis von Calciumoxalat gewonnenen Überstand (s. d.) mit Ammoniumoxalat versetzt hat.
– **Magnesium + Phosphat:** Niederschlag, nachdem der beim Calciumnachweis erhaltene Überstand mit Ammoniak versetzt wurde.
– **Magnesium:** Niederschlag ergibt sich in dem Falle, daß in der zuvor genannten Reaktion Mg und PO_4 nicht ausfielen und deshalb mit Natriumphosphatlösung versetzt wurde.
– **Phosphat:** Niederschlag unter den gleichen Bedingungen wie bei Mg, jedoch jetzt Zusatz von Magnesiumsulfatlösung.

Tab. 2. Schema zum methodischen Vorgehen bei der Harnkonkrementuntersuchung:

Teil A: Vorprobe (Erhitzen auf Platinblech)

Völliges Verbrennen	Verkohlen, größerer Rückstand	Nur starke Dunkelfärbung
Organische Substanzen (Harnsäure, Ammoniumurat, Cystin, Xanthin, Fett-, Cholesterinsteine)	Org. + anorg. Substanzen Lösung der Proben in 10%iger HCL-Lösung Rückstand/Überstand	vorwiegend anorg. Subst. (Carbonat, Calciumoxalat, Calcium, Magnesium, Phosphat, Oxalat)
Weitere Analyse im Teil B		Weitere Analyse im Teil C

Tab. 3. Tabellarische Zusammenfassung der wichtigsten Harnkonkremente und deren Reaktionen bei entsprechender Behandlung (s. Text):

Organische Konkremente

Konkrement	chem. Reaktion	Aussehen u. Mikroskop	Konsistenz
Harnsäure	Purpurfärbung	gelbl. braun	hart
Xanthin	Rotfärbung	hellbraun	hart
Cholesterin	Kirschrot – blau-grün		
Cystin	sechsseitige tafelförmige Kristalle		weich, wachsförmig
Oxalat	Entfärbung (s. Teil C)		

Anorganische Konkremente

Konkrement	Chem. Reaktion	Aussehen u. Mikroskop	Konsistenz
Carbonat	CO_2-Entwicklung	gräulicher Sand	weich
Phosphat		rel. farblos	weich
Magnesium	jeweils Niederschläge		
Calcium			
Calciumoxalat (häufigster Stein)	(Vorbehandlung s. Text)	bräunlich	hart

2.4 Liquor-Eiweißbestimmungen

- **Nonne-Apelt-Reaktion:** Mit ihr werden bevorzugt Globuline nachgewiesen. Mit heiß-gesättigter, wäßriger, nicht saurer Ammoniumsulfat-Lösung wird die gleiche Menge Liquor in einem schmalen, kalibrierten Röhrchen unterschichtet. Gegen einen dunklen Hintergrund wird nach 3 Minuten die Grenzfläche zwischen Liquor und Reagenz beurteilt. Ergebnisse: **Opaleszenz:** Negativ; **Trübung:** +; **Fällung:** + + bis + + +. Die Plus(+)Zeichen stehen für den Gehalt an Eiweiß.
- **Pandysche Reaktion:** Eine gesättigte, wäßrige Phenollösung wird auf eine Uhrglasschale getropft, welche auf einem schwarzen Untergrund steht. Fügt man nun einen Tropfen Liquor hinzu, der kein Blut enthält, so zeigt sich schon unter noch nicht pathologischen Verhältnissen eine leichte Opaleszenz. Dieser sehr empfindliche qualitative Eiweißnachweis bezieht sich – wie die *Nonne-Apelt*-Reaktion – vornehmlich auf Globuline.

3. Morphologische Nachweise

3.1 Blut

– **Verdünnungspipette:** Die Pipetten bestehen aus einem Kapillarteil und einem mit Glasperlen besetzten Ampullenteil (Durchmischung). Blut wird bis zur Markierung im Kapillarteil angesaugt und schnell Verdünnungsflüssigkeit bis zu einer 2. Markierung im Ampullenteil nachgesaugt. Luftblasen vermeiden! Alsdann werden die Pipettenenden entweder mit dem Finger oder mit Gummihütchen verschlossen; jetzt erst wird geschüttelt und zwar 30 Sec. lang entweder per Hand oder mit einer Schüttelapparatur. Vor Beschickung der Zählkammer wird der im Kapillarteil verbliebene Flüssigkeitsrest durch Abtropfen verworfen.

Zählkammer: Es handelt sich um dicke Glasplatten in Objektträgergröße mit tiefen Querrinnen im mittleren Drittel. Die zwischen den Querrinnen liegenden Felder liegen $^1/_{10}$mm tiefer. Nach Auflegen des Deckgläschens liegt also ein $^1/_{10}$ mm hoher Hohlraum darunter. Das Deckglas muß so fest auf die Seitenkanten gepreßt werden, daß *Newton*sche Ringe entstehen. Durch einen Tropfen aus der Verdünnungspipette an der Deckglaskante über dem Mittelfeld wird die Zählkammer gefüllt.

Nach 3–5 Minuten hat sich der Kammerinhalt genügend beruhigt. Nun kann man mit dem Auszählen beginnen.

Zählung: Es werden Blutkörperchenzahlen pro mm^3 (= μl) ausgezählt. Das Mittelfeld der Kammer ist zu diesem Zwecke in Quadrate von 1 mm^2, 1/25 mm^2 und 1/400 mm^2 aufgeteilt (Zählkammern von *Burker, Schilling, Türk, Thoma-Zeiss*).

Nach *Fuchs-Rosenthal* finden wir eine Einteilung mit 16 großen Quadraten (1/16 mm^2) von denen jedes in 16 kleine aufgeteilt ist. In jedem ausgezählten Quadrat werden die Zellen auf dem rechten und unteren Rand mitgezählt, nicht die auf dem linken und oberen Rand: Man vermeidet dadurch, daß Zellen doppelt gezählt werden.

Fehlerquellen: Verschmutzte oder nicht genau geeichte Pipetten, nicht ausreichende Durchmischung der Probe, eine frühzeitige Gerinnung des Blutes, sowie ein falsch aufgelegtes Deckglas.

Leukozytenzählung: Das Blut wird mit der Leukozytenpipette bis zur Marke 0,5 aufgezogen. Bis zur Marke 11 wird mit *Türk*scher Lösung verdünnt. 2 große Quadrate von je 1mm^2 werden unter Benutzung des 10er Objektivs ausgezählt. Die Verdünnung ist 1:20. Die Leukozytenzahl errechnet sich somit aus LZ (= Zahl der ausgezählten Leukozyten) durch das Produkt von Fläche, Höhe und Verdünnung (= Zahl der ausgezählten Leukozyten ×5 durch die Verdünnung).

Normalbereiche für Leukozyten: 5–8000 ± 8%

Leukopenie: Weniger als 4000
Leukozytose: mehr als 9000.
Erythrozytenzählung: Man saugt mit der Erythrozytenpipette Blut bis zur Marke 0,5 an und saugt *Hayem*sche Lösung bis zur Marke 101 nach. In der beschickten Zählkammer zählt man – unter Verwendung des 25iger oder 40iger Objektivs – fünf mittlere Quadrate aus. Jedes hat eine Fläche von $1/25$ mm^2, so daß insgesamt $5/25 = 1/5$ mm^2 ausgezählt werden. Die Höhe des Raumes, in dem sich die Erythrozyten befinden, beträgt 0,1mm; daher resultiert ein Volumen von $1/50$ mm^3. Der Quotient aus der gezählten Zellanzahl und dem Produkt aus Fläche, Höhe und Verdünnung ergibt die Erytherozytenzahl/mm^3. Sie beträgt bei der Frau etwa 4,6 Mill/mm^3, beim Manne etwa 5,1 Mill/mm^3.
Thrombozytenzählung: Novocainlösung wird mit der Leukozytenpipette bis zu der Marke 0,5 aufgezogen, Blut bis zur Marke 1 nachgesogen und wiederum Novocainlösung bis zur Marke 11 nachgezogen. 20 Min. wird mäßig geschüttelt, so daß Hämolyse erfolgt ist. Die Lösung wird in die Zählkammer gebracht und benötigt eine Sedimentationszeit von 5 Minuten. 5 mittlere Quadrate zu je $1/25$ mm^2 werden unter dem Phasenkontrastmikroskop oder im Hellfeldmikroskop ausgezählt. In dieser Lösung kann man die Werte 8 Stunden lang konservieren.
Thrombozyten pro mm^3: Zahl der ausgezählten Thrombozyten $\times$ 50 durch $1/20$ = Zahl der ausgezählten Thrombozyten $\times$ Tausend.
Normalbereich: 100 000–400 000/mm^3.
Retikulozytenzählung: Unter dem Einfluß von Vitalfarbstoffen zeigt sich die Substantia granulofilamentosa als dichtes basophiles Netzwerk. In der Leukozytenpipette wird Brilliantkresylblaulösung bis zur Marke 0,5, Blut bis zur Marke 1 aufgezogen. Das Gemisch wird in ein mit Paraffin überzogenes Uhrglas vorsichtig ausgeblasen. Die Lösung wird mit einem paraffinierten Stab durchmischt. Uhrglas mit Lösung werden sofort in eine feuchte Kammer gebracht und dort 15–20 Min. lang gefärbt; danach wird erneut gemischt, auf einem Objektträger aufgetragen, ausgestrichen und luftgetrocknet. Auszählung bei Ölimmersion: Retikulozyten/1000 Erythrozyten.
Ergebnis: Bei dieser Färbung erscheinen die Erythrozyten gelb-grün. Sowohl die Substantia granulofilamentosa als auch basophile Granulationen zeigen Dunkelblaufärbung.
Normalbereiche: 4–15‰ der Erythrozyten ($\triangleq$ 20 000–75 000/µl; Vermehrung deutet auf verstärkte Erythrozytenregeneration hin.
Elektronische Zählgeräte:
– Blutkörperchenzählautomaten arbeiten schneller und erfassen mehr Blutkörperchen, so daß die Fehlerquelle mit ±2–3% viel geringer ist.
– **Coulter-Counter:** Er sei als Beispiel für ein Gerät beschrieben, welches mit der Messung von sich ändernden Widerständen arbeitet.
  In eine Suspension der zu messenden Blutzellen werden zwei Elektroden

getaucht. Eine von ihnen befindet sich dabei in einem Glasrohr, welches eine Düse besitzt; durch sie wird die Flüssigkeit hindurchgesogen. Tritt nun ein korpuskulärer Bestandteil durch die Düse, so verdrängt er die gut elektrisch leitende Flüssigkeit. Folge ist eine kurzzeitige Widerstandserhöhung, die eine Spannungsschwankung auslöst. Letztere ist dem Volumen des Blutkörperchens proportional. Sie wird elektronisch verstärkt und aufgezeichnet.

- **Erymat:** Im Gegensatz zum Coulter-Counter mißt dieses Gerät photoelektronisch.

Die Erythrozytenzahl wird bestimmt aus den durch diese Blutkörperchen abgelenkten Strahlen beim Durchtritt durch eine entsprechende Suspension. Es ist weiterhin möglich, Hämoglobin mit Hilfe der Absorptionsmessung (Hb-CN- oder Oxy-Hb-Methode) zu bestimmen.

- **Autoanalyser-System:** Hier handelt es sich um ein sehr modernes, schnell arbeitendes Gerät, das mit sehr wenig Volumen auskommt. Hämoglobin, Erythrozyten und Leukozyten können zur gleichen Zeit bestimmt werden.

- **Blutausstriche:**

Den sauberen, durch Äther-Alkohol völlig fettfrei gemachten Objektträger hält man zwischen Daumen und Zeigefinger der linken Hand und berührt damit den aus Ohrläppchen oder Fingerbeere hervorquellenden Blutstropfen etwa 1–2 cm von einer Schmalseite entfernt. Mit der rechten Hand wird ein ebenso präpariertes Deckgläschen von der Objektträgermitte her in einem Winkel von etwa 45° an den Tropfen herangeführt. Beim Berühren (Hautkontakt vermeiden) verteilt sich das Blut durch Kapillarkräfte an Unterfläche und Kante des Deckglases. Nun zieht man letzteres leicht und zügig zur anderen Objektträgerseite und achtet darauf, daß keine Stufenbildung (Tempounregelmäßigkeiten), Streifen (das Deckglas ist nicht richtig geschliffen), Löcher (noch Fett auf dem Objektträger), zu dicke Ausstriche oder auch sog. „Fahnen" entstehen.

Zur Sicherheit legt man immer mehrere Blutausstriche an und färbt zunächst nur einen. Dieser wird vor dem Färbeverfahren etwa zwei Stunden lang getrocknet. Längere Trockenzeiten sowie zu große Hitze oder Wasserdampf können den Ausstrich leicht stören. Die Anfärbung nimmt man dann auf Färbebänken oder in Färbebecken vor.

- **Färbeverfahren:**

Allgemeines: Durch unterschiedliche Färbbarkeit einzelner Zellbestandteile wird eine qualitative Differenzierung möglich. Einteilung in saure (Eosin, Fuchsin usw.) und basische (Hämatoxylin u. a.) Farbstoffe.

Kernsubstanz: Basophil

Hb und Bindegewebsfasern: Azidophil

Intraplasmatische Granula: Teils baso-, teils azidophil. Meist verwendet man Farbgemische wie Eosin + Methylenblau + Fixierungsmittel Methylalkohol.

Wichtige Färbungen
- **Pappenheim:** Trockene Präparate werden mit *May-Grünwald*lösung 3 Minuten lang fixiert und gefärbt. Mit *Giemsa*-Lösung wird 20–30 Minuten lang nachgefärbt.
- **Eosinophilenfärbung:** Lösung aus Propylenglykol, Aqua dest., Phloxin, Na_2CO_3. In einer Leukozytenpipette wird Blut bis zur Marke 1 angesogen, dann die Farblösung bis zur Marke 11 nachgesogen und anschließend 30 Sec. lang geschüttelt. Der trübe Inhalt wird durchsichtig. Die Lösung wird in die Zählkammer gebracht, während 15 Min. die Zytolyse abgewartet und dann die Auszählung bei starker Beleuchtung und Abblendung durchgeführt.
  Die Eosinophilengranula färben sich dunkelrot. **Normalbereich** für eosinophile Granulocyten: 40–250 pro mm^3 ± 4%.
- **Basophilen-Färbung:** Die Ausstriche werden mit gesättigter Toluidinblaulösung in Methanol gefärbt und fixiert; dann spült man mit Leitungswasser ab und trocknet das Präparat. Bei dieser Färbung werden die Basophilen-Granula intensiv rot-violett dargestellt. Eine schwache Anfärbung zeigen Thrombozyten, Granula von Promyelozyten sowie die toxischen Granulationen neutrophiler Granulozyten. Alle anderen Zellen fallen mit ihrer blauen Blässe kaum auf.
- **Charakterisierung der Zellformen in Blutausstrich**

Tab. 4 **Normale Erythropoese**

Zelle	Zellkern	Zytoplasma	Zell-durch-messer	Physiologisches Vorkommen
Proerythroblast	groß, rund, dichtes Chromatingerüst, ist feinstrukturiert. Oft mehrere Nukleolen z. T. peripher verwachsen, perinukleäre Aufhellungszone; ihr Verschwinden gilt als Reifezeichen	enthält kein Hämoglobin, intensiv dunkelblau, schollig	15–22 µm	Knochenmark

Tab. 4 **Normale Erythropoese**

Zelle	Zellkern	Zytoplasma	Zell-durch-messer	Physiologi-sches Vor-kommen
Makroblast	kleiner als voriger, Chromatin-gerüst balkig, grob, radiär ange-ordnet	dunkelblau	8–15 µm	Knochen-mark
		Beginn der Hämoglobinsynthese		
Polychroma-tischer Ery-throblast	kleiner als vorher, Chromatin-gerüst intensiv färb-bar, grob-schollig	Übergang von basophil nach eosino-phil; violett, zu-nehmende perinukleäre grau-bräunl. Aufhellungs-zone	8–12 µm	Knochen-mark **Patholo-gisch:** im periphe-ren Blut bei schweren Anämien, Erythrobla-stosen, mye-loischer Leu-kämie, Kno-chenmeta-stasen
Oxyphiler (ortho-chrom.) Ery-throblast	klein, rund, kräftig ge-färbt, schol-lig, hier be-ginnen Auf-lösung u. Abtransport des Zellkerns durch Ka-ryolyse u. -rhexis	rosarot, mit Hämoglobin beladen	7–10 µm	Knochen-mark
Retikulozyt	fehlt	Mit Vital-farbstoffen Substantia granulofila-	etwas größer als Normozyt	Knochen-mark Peripheres Blut

Tab. 4 **Normale Erythropoese**

Zelle	Zellkern	Zytoplasma	Zell-durch-messer	Physiologi-sches Vor-kommen
		mentosa dar-stellbar		(hier: 4–15%) Zeichen ge-steigerter Regeneration
Mikrozyt Normozyt Makrozyt	fehlt	Mit Hämo-globin bela-den, Mitte erscheint heller als die Ränder	6–7 μm –7,5 μm 7,5–8,5 μm	Peripheres Blut

Tab. 5 **Pathologische Formen der roten Reihe**

Zelle	Charakteristika	physiol. Vor-kommen	Krankheit
Promegalo-blast	kaum vom Proery-throblasten zu un-terscheiden; sehr groß 18–25 μm;	Knochenmark	bei perniziöser Anämie u. a. megaloblasti-schen Anämien.
Megaloblast	große Zelle Durchm. 16–20 μm; Plasma tiefblau, entwickelt sich wie normale Formen über polychroma-tisch nach oxyphil (Hb-Synthese). Großer Kern, zartes Chromatingerüst; Nukleolen verwa-schen, zusammen-fließend, meist 2–6 an der Zahl. Perinukleärer Hof	Knochenmark	bei perniziöser Anämie u. a. megaloblasti-schen Anämien.

Tab. 5 **Pathologische Formen der roten Reihe**

Zelle	Charakteristika	physiol. Vor-kommen	Krankheit
Polychroma-tischer Me-galoblast + Oxyphiler	Kern schollig, hat radiäre Struktur und keine Nukleo-len. Zelldurchm.: 12–16 µm; Kern ist ohne Struktur; Zelldurchm. 10–15 µm		bei perniziöser Anämie u. a. megaloblasti-schen Anämien.
Megalozyt	leicht oval, Durchm. 8–12 µm, Zellvolumen etwas erhöht mit gestei-gertem Hämoglo-bingehalt. Anfärb-barkeit daher intensiv	peripheres Blut	
Anulozyt	Bei normalem Durchm. zentrale Aufhellung und leicht rosa gefärbter Ringschatten	peripheres Blut	hypochrome Anämien
Targetzellen (Schieß-scheiben)	Dünne Erythrozy-ten, die in Zentrum u. Peripherie nor-mal gefärbt sind, dazwischen jedoch einen schwach rosa Ring besitzen	peripheres Blut	Thalassämien Splenektomie Sideropenische Anämie
Sphärozyten	kleine pralle Zellen mit rel. hohem Hä-moglobingehalt	peripheres Blut	Hereditäre Sphärozytose (syn.: Kugelzell-anämie), eine hämolyti-sche Anämie-form

Tab. 5 **Pathologische Formen der roten Reihe**

Zelle	Charakteristika	physiol. Vorkommen	Krankheit
Elliptozyten Ovalozyten	Oval-elliptisch geformte Erythrozyten	peripheres Blut	Dominantes Erbleiden, wenn sie mehr als 25% ausmachen
Stechapfelformen	„Erythrozytenexsikkose" infolge hypertonen umgebenden Milieus oder Austrocknung	peripheres Blut	Infusionszwischenfall, Exsikkose u. a.
Sichelzellen	sichelförmige Deformierung durch falsches Hämoglobin (HbS)	periph. Blut	Sichelzellenanämie (HbS), Form von hämolytischer Anämie
Siderozyten	gestörter Eiseneinbau in das Hämoglobin, deshalb Eisengranula sichtbar	periph. Blut. RES	Sideroblastische Anämien

Tab. 6 **Weitere morphologische Veränderungen der Erythrozyten**

	Charakteristikum	Krankheit bzw. Ursache
Polychromasie (Anisochromie)	Anfärbbarkeit ist unterschiedlich; längere Existenz von Basophilie	Regenerationsprozeß
Anisozytose	Mikro-, Makro- u. Poikilozyten; letztere sind nicht mehr rund (Hantel-, Tropfen- oder Birnenform) und leicht angreifbar.	perniziöse Anämie
Pseudoagglutination	Geldrollenbildung der Erythrozyten	Oft bei BKS-Erhöhung

	Charakteristikum	Krankheit bzw. Ursache
Jollykörperchen, Chromatinstäubchen	Meist solitäre, tiefblaue, runde, gut begrenzte kleine Teilchen, die in der Nähe der Zellperipherie liegen.	Kernreste infolge Abbaustörung bei Milzexstirpation, myeloischer Leukämie, perniziöser Anämie
Basophile Tüpfelung	In meist polychromatischen Erythrozyten finden sich viele feinfleckige graubläuliche Granula	deuten auf gesteigerte Regeneration hin, die jedoch gestört ist. Vorkommen bei Bleiintoxikation, Anämien und Leukämien.
*Heinz*sche Innenkörper	Außen aufliegende Mikronekrosen	Bei Vergiftungen mit Anilin oder Sulfonamiden

Tab. 7 **Normale Granulopoese**

Zelle	Zellkern	Zytoplasma	Durchmesser	Granula	Physiol. Vorkommen
Myeloblast	groß, rund, verknäueltes Chromatingerüst, darin mehrere Nukleolen	tiefblau, schmal	16 µm	keine	Knochenmark
Promyelozyt	gekerbt bzw. bohnenförmig, zart, gleichförmige Struktur gut sichtbare Nukleolen	blaßblau, Aufhellungszone im Bereich der Kerneinbuchtungen	20–25 µm größte Zelle der Granulopoese	in der Nähe des Kernes gruppiert, azurophil, stark peroxydasepos.	Knochenmark

Tab. 7 Normale Granulopoese

Zelle	Zellkern	Zyto-plasma	Durch-messer	Granula	Physiol. Vor-kommen
großer u. kleiner Myelozyt	keine Nukleolen dichte, große Chromatinstrukt.	Übergang v. basophil nach oxyphil	14–18 µm	– neutrophile, grob, gleichmäßig verteilt; – eosinophile, grobschollig – basophile, plump, grob, verdecken Kern u. Zytoplasma. Alle Granula stark peroxydasepositiv	Knochenmark
Metamyelozyt	schmal, grobschollig, tiefe Einbuchtungen, scharf konturiert	Oxyphil	12–16 µm	Wie die entsprechenden reifen Granulozyten (s. u.)	Knochenmark, peripheres Blut vereinzelt
Stabkerniger Granulozyt	schmal, grobe Struktur, beginnende Einkerbungen	Oxyphil			Knochenmark u. peripheres Blut
Segmentkerniger Granulozyt	Einkerbungen dünner als ein Drittel des Durchmes-	Bei Pappenheimfärbung ist die Grundfarbe rosa	10–16 µm	entspr. der jeweiligen Differenzierung (s. u.)	Knochenmark u. periph. Blut

Tab. 7 **Normale Granulopoese**

Zelle	Zellkern	Zyto-plasma	Durch-messer	Granula	Physiol. Vor-kommen
	sers der Kernsegmente; Übersegmentierung (mehr als 5 Segmente) bedeutet hohes Alter				
Die beiden letzten Formen kommen vor (je nach Differenzierung) als:					
Basophiler Granulozyt	vielgestaltig, gelappt	kräftig rosa bis purpur	14 µm	verschieden groß, liegen dem Kern auf u. verwaschen so seine Grenzen, rötl. violett bis blauschwarz	periph. Blut u. Knochenmark
Neutrophiler Granulozyt	stabförmig (unreif) segmentförmig (3–5 Segmente, reif)	zartrosa	14–16 µm	fein, dunkelviolett	periph. Blut u. Knochenmark
Eosinophiler Granulozyt	meist 2 runde Segmente	rosa	10 µm	dicht gruppiert, gleichgroß, kugelig, rot-gelb bis kupferfarben	periph. Blut u. Knochenmark

Nicht pathologische Merkmale der Granulozyten:
– **Heterozygoter Pelger:**Vererbbare, funktionell belanglose Kernanomalie. Ausschlaggebend für die Beurteilung ist die Auszählung von 100 Segmentkernigen. Beim Pelger haben sie nur zwei Segmente. Vermehrtes Auftreten solcher Zellen wird auch bei angeborenem Schwachsinn, Hydrozephalus, Optikusatrophie und Leukämie beobachtet.
Das Blut eines Vollträgers enthält etwa 30–50% unsegmentierte und 40–70% segmentierte neutrophile Granulozyten. Bei Teilträgern sind jedoch nur 20–80% der gesamten Zellen an diesem Prozeß beteiligt, wobei jedoch das Verhältnis der anomalen zu den normalen Zellen beim Teilträger das gleiche ist wie beim Vollpelger.
– **Geschlechtsspezifische Merkmale der Leukozyten:** Bei May-Grünwald-Färbung ist auf Grund charakteristischer Kernanhänge eine sehr sichere zytologische Geschlechtsdifferenzierung möglich. Man unterscheidet 3 verschiedene zytologische Geschlechtsmerkmale.
Typ A: „Drumstick". Größe etwa 1,6 µ. Trommelschlegel- oder hängende Tropfenform. Die äußerlich bemerkenswert gleichen Kernanhänge sind homogen und färben sich intensiv an.
Typ B: Diese Kernanhänge sind knoten- oder tropfenförmig und stiellos und von wechselnder Farbdichte und Randschärfe. Sie erreichen höchstens ¾ der Größe von A.
b) Auswüchse, die Faden-, Haken- oder Stabform besitzen.
Sowohl Typ A, als auch Typ B sind jeweils nur einzeln vorzufinden, während Typ C auch in mehreren Variationen in einer Zelle vorkommt.

Geschlechtsbeurteilung: 500 segmentkernige Neutrophile werden ausgezählt und deren Kernanhänge den verschiedenen Typen zugeordnet. Die Kernanhangsformel (KAF) ergibt bei Frauen mehr als 0,4 (KAF: A + B/C, Zähler über 6), bei Männern weniger als 0,3.

Pathologische Veränderungen der Granulozyten auf zellulärer und auf Systemebene:
– **Toxische Granulationen:** Granula sind neutrophil, grob, stark anfärbbar. Sie sind jedoch zarter als normale Eosinophilengranula.
Weitere toxische Veränderungen sind
– **Döhlesche Körperchen:** Protoplasmarest unreifer Granulozyten
– **Mikronekrosen:** Plasmafleckungen (fein, unregelmäßig blau sowie oft kurze, plumpe Kerndeformierungen, die viel Chromatin enthalten.
– Vakuolen in Kern und Plasma
– Basophilie des Plasmas (normalerweise oxyphil)
– Unterschiede in der Größe von stab- und segmentkernigen Granulozyten.
Toxische Veränderungen kommen vor bei Infektionskrankheiten (bei bakteriellen meist tief dunkelviolette Granula) und Strahlenschäden.
Auswertung veränderter Leukozytenbilder:
Allgemeine Schwankungen bei Nahrungsaufnahme, körperlicher Arbeit,

thermischen und klinischen Einflüssen, Lichtstrahlen, Menstruation, Schwangerschaft.

Linksverschiebung nennt man das vermehrte Auftreten jugendlicher Granulozytenformen im peripheren Blut. Dieses Phänomen läßt sich aus dem Differentialblutbild bei akuten degenerativen oder entzündlichen Reaktionen ablesen.

Myeloische Reaktion: Exzessive Form der Linksverschiebung; hier treten sogar Myelozyten im peripheren Blut auf. Man kann jedoch auch hier noch von „reaktiver Linksverschiebung" sprechen, während man das Auftreten von Promyelozyten und Myeloblasten im peripheren Blut als „pathologische Linksverschiebung" bezeichnet. Letztere findet sich praktisch nur bei Blutkrankheiten.

Rechtsverschiebung heißt eine Häufung von segmentkernigen und übersegmentierten Granulozyten im peripheren Blut. Beispiele seien Rechtsverschiebungen bei Applikation von Steroidhormonen, bei der Leberzirrhose oder bei perniziöser Anämie.

Leukozytosen: Da die neutrophilen Granulozyten einen hohen Fermentbesatz z. B. Bakterizide enthalten und zur Phagozytose sowie zur amöboiden Beweglichkeit befähigt sind, findet man sie besonders bei Infektionskrankheiten (z. B. bei TBC, Fleckfieber, Kokkeninfekten) und Gewebsuntergängen (Myokardinfarkt). Die Werte bewegen sich hierbei zwischen $10–30 \times 10^3/mm^3$. Weit höhere Leukozytenwerte zeichnen septische Erkrankungen (z. B. Endokarditiden, septische Tuberkulose u. ä.) aus. Bei solchen Krankheiten finden wir zwischen $30–100 \times 10^3/mm^3$ Leukozyten im peripheren Blut. Diese sog. leukämoide Reaktion kann von der akuten Leukämie durch Fehlen eines „Hiatus leucämicus" (= Lücke innerhalb der Zelldifferenzierungsreihe zwischen reifen segmentkernigen und jüngsten Vorstufen) abgegrenzt werden; auch gelingt die Differentialdiagnose gegenüber der chronisch-myeloischen Leukämie, da bei ihr die alkalische Leukozytenphosphatase erniedrigt ist, während sie bei den reaktiven Leukozytosen ansteigt.

Leukopenien: Zu einer Abnahme der Neutrophilenzahl kann es kommen, wenn sie bei schweren Infektionen initial verbraucht oder wenn sie toxisch geschädigt werden, wie z. B. durch die Toxine von Salmonellen, durch Zytostatika, Strahlenschäden, Benzol, Arsen u. ä. Stoffe, sowie allergisch durch Medikamente wie Pyrazolon und Sulfonamide.

Neutrophilenzahlen	**relativ**	**absolut** (nach *Begemann*)
stabkernige	2–5%	120– 450 /µl
segmentkernige	50–70%	2000–6300 /µl
Eosinophile	2–4%	80– 360 /µl
Basophile	0–1%	– 50 /µl

Eosinophile Granulozyten treten vermehrt auf bei anaphylaktischen und allergischen Reaktionen und zur Beseitigung körpereigener Zerfallsprodukte.

Tab. 8 **Normale Thrombopoese**

Zelle	Zellkern	Zytoplasma	Granula	Durch-messer	Vor-kommen
Mega-karyo-blast	rund, diplo-id, Chroma-tingerüst und ungeordnet, Nukleolen klein und verwaschen	intensiv ba-sophil, häu-fig periphere Ausstül-pungen	keine	20–30 µm	Knochen-mark
Pro-mega-karyozyt	gebuchtet, zunehmend größer, von Diploidie in Polyploidie übergehend; je nach Ab-lauf der Kernteilun-gen ein- oder mehrkernige Riesenzellen	Vakuolen, polychroma-tische und oxyphile Einlage-rungen	keine	je nach Ent-wick-lungs-stand	Knochen-mark
Mega-karyozyt	stark einge-buchtet, sehr kleine blaue Kernkörper-chen sind in dichtes Chromatin-gerüst gela-gert. Nicht mehr tei-lungsfähig	Hell, durch-sichtig, z. T. rosa oder violette Flek-ken, stark amöboid be-weglich	azuro-phil, zu-nächst diffus, später in kleinen Haufen	30–100 µm	Knochen-mark
Throm-bozyt	keiner	Hyalomer = peripher gelegener schmaler Plasmasaum ohne Granula	Granulo-mer = zentral gelegener azurophi-ler Gra-nula-haufen	1–2 µm	Periphe-res Blut, Knochen-mark

Normalwerte: 100 000–400 000/mm^3.

Als Gewebsinfiltrate kommen sie deshalb bei akut auftretendem Zellzerfall, so etwa bei Lebernekrosen oder beim Knochengranulom, vor. Ihr Auftreten im Blut wird u. a. veranlaßt beim anaphylaktischen Schock, in der eosinophilen Heilphase (nach *Schilling*) nach durchgemachter Infektion, Befall mit Parasiten (Würmern), Periarteriitis nodosa, M. Hodgkin und Endocarditis fibroplastica zeigen hohe Eosinophilenwerte im Blut.

Vermindertes Auftreten von Eosinophilen: Medikamente wie Glucocorticoide, ACTH oder Adrenalin, vermögen den Blutspiegel an Eosinophilen zu senken. Den gleichen Effekt haben schwere akute Infektionen, z. B. mit Salmonellen. Eine fast völlige Verdrängung der eosinophilen Granulozyten aus dem Blut findet man u. U. beim Herzinfarkt.

Basophile Granulozyten finden sich – neben den exzessiv hohen Werten bei der Mastzellenleukämie – bei chron. Erkrankungen, Polycythämia vera und, da sie den Fettklärfaktor Heparin enthalten, bei Hyperlipidämien z. B. Nephrotischem Syndrom, Schilddrüsenunterfunktion u. ä.

Senkung der Basophilenzahl u. a. durch akute Entzündungen und erniedrigte Blutfettwerte.

Pathologische Thrombopoese (normale Thrombopoese s. Tab. 8, S. 127)
Sauerstoffuntersättigung des Blutes führt beim Promegakaryozyten zur Vielkernigkeit oder es treten Segmentierungen auf.

Der Megakaryozyt zeigt bei perniziöser Anämie häufig Segmentierung.

Die Thrombozyten zeigen Größenunterschiede oder verminderte Granulation bei Thrombopathien und chronisch myeloischen Leukämien.

Physiologisch schwankt die Thrombozytenzahl parallel mit der Leukozytenzahl.

Thrombozytenanstieg: Nach Blutungen, Entfernung der Milz, bei chronisch myeloischen Leukämien oder unter der Therapie mit Sexualhormonen oder Adrenalin.

Thrombopenien: Durch thrombozytotoxische Medikamente (Zytostatika) oder Chemikalien (Benzol u. a.), vor der Menstruation, beim anaphylaktischen Schock. Außerdem gibt es eine allergisch ausgelöste, essentielle Thrombopenie.

Plasmazellen

Die Plasmazelle besitzt einen kleinen runden, intensiv anfärbbaren Kern, der außerhalb des Zentrums der ovalen Zelle liegt; auch das Zytoplasma ist intensiv blau gefärbt, und weist ein paar Vakuolen auf. Charakteristisch ist die sog. Radspeichenstruktur des Chromatins, welche dem Kern sein typisches Aussehen gibt. Der Durchmesser der Zelle liegt zwischen 14 und 20 µm.

Plasmazellen kommen physiologischerweise nur im Knochenmark vor. Reaktiv findet man sie jedoch auch im lymphatischen System. Virusinfekte, Leberfibrose, Plasmozytom und einige andere Erkrankungen sorgen für ein Auftreten der Plasmazellen im peripheren Blut.

Tab. 9 **Normale Lymphopoese**

Zelle	Zellkern	Zytoplasma	Granula	Durch-messer	Vor-kommen
Lym-phoblast	rund bis oval, 1–2 Nukleo-len, Chroma-tin dicht, schollig, inten-siv anfärbbar	schmal, saum-artig, dunkel-blau	keine	12–14 µm	Lympha-tisches Gewebe
Pro-lym-phozyt oder großer Lym-phozyt	klein, dicht, radiäre Struk-tur, keine Nu-kleolen, Chro-matin ver-klumpt	breiter Saum homogen hell-blau gefärbt	vereinzelte azurophile (groß)	bis 16 µm	Lympha-tisches Gewebe, Periphe-res Blut
kleiner Lym-phozyt	klein, rund, stark anfärb-bar Chromatin schollig, hat Radspeichen-struktur	sehr schmaler sichelförmiger Saum	grob, rot, Peroxyda-se-negativ, von Auf-hellungs-zone umgeben	9–12 µm	Lympha-tisches Gewebe, Periphe-res Blut

Normalwert: Relativ 20–40%, absolut 1000–3600 /mm³. Wird das lympho-poetische System gereizt, treten die großen Lymphozyten vermehrt im peripheren Blut auf. Sie sind dann häufig charakterisiert durch eingebuchtete Kerne, Vakuolen im Zytoplasma sowie durch sehr große Granula.

Lymphozytosen

Physiologischerweise muß man bei Kindern mit höheren Lymphozytenwer-ten rechnen als bei Erwachsenen; auch wirken sich Konstitution (bei vegetati-ver Dystonie) oder Hormonstörungen im Sinne eines Anstiegs der Lympho-zytenzahlen aus. Wenn allerdings der gesamte Lymphapparat hyperplastisch ist, zeigen sich schon viel höhere Lymphozytenwerte. Hier sind die Grenzen zu einem pathologischen Geschehen verwischt.

Während eine relative Lymphozytose aus einer Neutropenie resultiert, findet man in der Heilphase nach durchgemachten Infektionen eine absolute Lym-phozytenerhöhung. Beim *Pfeiffer*schen Drüsenfieber, bei Röteln, Mumps, Hepatitis A und einigen anderen viralen Infekten (sog. lymphotrope Viren), sind passagere Lymphozytosen zu beobachten.

Im Gegensatz dazu dauern die Lymphozytenanstiege bei PCP, Tuberkulose, Syphilis sowie bei einigen lokalen Infekten und bei Lymphknotenerkrankungen, die zu ihrer Hyperplasie führen, lange Zeit an. Bei der chron. lymphatischen Leukämie findet man exzessiv hohe Lymphozytenzahlen im Blut.

Lymphopenien

Die Lymphozyten sind auf 5–10% im peripheren Blut reduziert.
Relativ erniedrigt sind die Lymphozytenzahlen bei myeloischen Leukämien.
Durch exogene Noxen (Zytostatika, Corticoide) oder durch eine Sepsis, kann die Lymphozytenbildung insgesamt sistieren, was z. B. medikamentös als Prophylaxe gegen Abstoßung transplantierter Organe ausgenutzt wird. Typisch sind Lymphopenien für die Lymphogranulomatose Hodgkin; außerdem treten sie in Verbindung mit Lymphknotentuberkulose und Sarkomen des retikuloendothelialen Systems auf.

Monozyten

Es handelt sich um Zellen, die einen Durchmesser von 12–20 μm haben. Ihr Kern ist typischerweise nierenförmig und oft mehrfach gelappt. Kernkörperchen fehlen; das Chromatin ist locker gelagert.
In dem taubenblauen Zytoplasma sind in ungleichmäßiger Verteilung azurophile Granula zu sehen.

Monozytosen

Sie finden sich physiologischerweise in geringem Maße bei Kindern. Pathologisch hohe Monozytenzahlen treten auf, wenn die Retikulumzellen im Knochenmark oder das Retikulum des lymphatischen Systems gereizt werden oder wuchern. Beispiele dafür sind chronische Infektionen, akute Infektionen im Anschluß an die neutrophile Kampfphase oder Virusinfekte wie das *Pfeiffer*sche Drüsenfieber.

Monozytopenien

Die Zahl der Monozyten ist vermindert im Verlaufe von Leukämien, septisch bedingter Agranulozytosen, zu Beginn eines Infektes u. a. m.
Normalwerte: 2–6% oder 80–600/mm³

Normalbereiche

MCH (= Hb_E): 27–36pg (1,7–2,2 f Mol)
MCV (= mittleres Zellvolumen): 83–103 μm³
MCHC (= mittl. Hb-Konz. des Einzelerythrozyten): 32–36 g Hb/100 ml Erythrozyten. Diese mittlere korpuskuläre Hämoglobinkonzentration läßt sich aus dem Hämatokrit und der Hb-Konzentration des Vollblutes berechnen, (s. u.) Die benötigten Größen können zuverlässiger bestimmt werden als die Erythrozytenzahl; deshalb sind die Ergebnisse der MCHC besser reproduzierbar als die der MCH.

$$\frac{(Hb)g\% \times 100}{Hkt}$$

3.2   Liquor cerebrospinalis

Benutzung der Verdünnungspipette
In ein Reagenzglas gebrachter frischer Liquor wird nach vorsichtigem Schütteln in eine Leukozytenpipette gebracht. Man zieht zunächst bis zur Marke 1 mit Gentiana-Violettlösung auf und bis zur Marke 11 Liquor nach. Zur Zellzählung wird 10:1 verdünnter Liquor in eine *Fuchs-Rosenthal* Zählkammer gebracht. Die blaugefärbten Leukozyten werden gezählt.
Normalwert: bis 3 Leukozyten (bis ⁹/₃ Zellen)

3.3   Harnsediment

– **Herstellung:** Frischer Harn (wegen bakterieller Zersetzung) wird bei 2000 Umdr/min zentrifugiert. Der Überstand wird abgegossen. Auf einen Objektträger wird der Bodensatz gebracht. Bei 80-facher Vergrößerung und wenig geöffneter Blende wird mikroskopiert.
– **Normale Bestandteile:** Einige Leukozyten, Schleimfäden (= Zylindroide) und einige Blasenepithelien. Klarer Harn.
– **Pathologische Bestandteile:** Mehr als 20 Leukozyten/Gesichtsfeld, mehr als 5 Erythrozyten/Gesichtsfeld, Epithelien der Harnwege, Nierenzylinder als Formelemente. Bei solchen Bestandteilen findet man ein lockeres Sediment vor. Kompaktes Sediment findet man bei chemischen Verbindungen, die im Harn gelöst waren und beim Stehenlassen desselben ausfallen. Im Neutralen und Alkalischen finden wir meist weißes Sediment aus phosphor- und kohlensauren alkal. Erden (K, Mg), sowie NH_4MgPO_4 und harnsaures Ammoniak.

Tab. 10

Kriterien zur Charakterisierung	Deutung
Leukozyten: In großer Menge trüben sie den Harn. Die Zellformen sind im Mikroskop erkennbar.	Gonorrhoe, Fluor albus, Cystitis, Pyelitis, Pyelonephritis
Manchmal sind sie mit Bilirubinkristallen vergesellschaftet	Ikterus
Tripperfäden sind Schleimfäden mit Leukozyten und Gonokokken	Chronischer Tripper
Erythrozyten: Die Zellen sind im Mikroskop erkennbar. Oft bilden sich Erythrozyten-Zylinder	Blutungen im Urogenitaltrakt (ableitende Harnwege) (Renale Blutungen (Zylinder))
Erythrozyten liegen als blasse Scheibchen, manchmal bei spezifisch leichten Harnen in kugeliger Form vor	

Tab. 10

Kriterien zur Charakterisierung	Deutung
Bakterien: E. coli, Aerobacter aerogenes, Streptococcus faecalis, Staph. aureus und Proteus vulgaris Kokken, Typhusbakterien, Spirillen Einen groben Überblick schafft das mikroskopische Bild. Es muß jedoch ergänzend der Niturtest, der bei Colibakterien positiv ist, durchgeführt werden. Zur genauen Diagnose dient die Kultur oder bei Tbc die Färbung säurefester Stäbchen.	Zystitis, Pyelitis, Pyelonephritis, Verschiedene Infektionskrankheiten, Sepsis, Abdominaltyphus Bei Tbc sind Leukozyten im Sediment, ohne daß Bakterien sichtbar sein müssen. Die Erreger sind nur mit der links genannten Methode anfärbbar.
Zylinder (= Ausgüsse der Harnkanälchen); – **zelluläre Erythrozyten-Zylinder**	Blutungen, die ihren Ursprung in der Niere haben. Häufigste Ursache sind Glomerulonephritiden.
Leukozyten-Zylinder	Entzündliche, eiternde Prozesse in der Niere
Epithel-Zylinder: Aus den Harnkanälchen stammende, meist geschädigte Epithelzellen	Zeichen degenerativer Prozesse der Harnkanälchen
granulierte Zylinder: Grobe oder feine Körnung; manchmal bräunlich, evtl. mit Fettkugeln bedeckt sog. Fettkörnchenzylinder	akute und chronische Nierenkrankheiten; große Mengen im Coma diabeticum
Hämoglobin-Zylinder: Bräunlich gefärbte Hämoglobinkörnchen	Paroxysmale nächtliche Hämoglobinurie, Hämoglobinurie bei Vergiftungen, schweren Verletzungen von Weichteilen und Knochen, einige sehr schwere Infektionskrankheiten
– **amorphe Zylinder** **hyaline Zylinder:** Homogene, wenig durchscheinende Substanzen mit zarten, kaum wahrnehmbaren Konturen	Wenig diagnostische Bedeutung. Nierenerkrankungen, Proteinurien bei fieberhaften Infekten, Überanstrengung, Ikterus
Wachs-Zylinder: Koaguliertes Eiweiß wurde dehydriert. Gelbliche Farbe, glänzend, scharfe Konturen, unregelmäßig geknickt und gebogen, stark lichtbrechend	Schwere und chronische Nierenerkrankungen

Tab. 10

Kriterien zur Charakterisierung	Deutung
Hefezellen: Sprossende Zellketten, Größe wie Erythrozyten	Systemische Antibiotikabehandlung kann zu einer Ausbreitung von Candida im Urogenitaltrakt führen.
Kristalline Bestandteile: **Urin sauer** **Harnsäure:** Im Harn Ablagerung eines schweren, harten, meist kristallinen Sandes, der gelbrot gefärbt und in Kalilauge löslich ist. Wetzstein-, Kamm-, Tonnen- und Spießform.	Superazider Harn, z. B. im Fieber
Urate: Es handelt sich um harnsaure K-, Na- und NH_4-Salze. Wegen großer Affinität zu roten Urinfarbstoffen werden sie unter dem Begriff „Ziegelmehlsediment" zusammengefaßt. Es sind amorphe, mikroskopisch kleinste Körnchen, die als Klumpen zusammenliegen. Sie lösen sich bei Erwärmung und in Alkalilaugen. Bei Urinzersetzung bilden sich schwer lösliche Harnsäure-Ammoniak-Verbindungen	
Hippursäure: Farblos, rhombisch, prismen- oder nadelförmig	Meist nach Einnahme von Benzoesäure oder deren Salze
Calciumoxalate: achteckig, meist Form eines Briefkuverts, blaß, klein. Löslich sind sie in Salzsäure, nicht in Essigsäure	Oxalose (angeborene Stoffwechselkrankheit); akute, chronische, terminale Niereninsuffizienz; hier jedoch mehr im Gewebe als im Urin nachweisbar
Urin alkalisch **Calciumphosphate:** Einfachsaure Erdalkalisalze sind in Wasser unlöslich. Meist amorphe weißliche, körnig-flockige Masse, die sich nicht bei Erwärmen, wohl bei Essigsäurezusatz auflöst. Im kristallinen Zustand liegen sie keilförmig zu Rosetten vereinigt vor.	

Tab. 10

Kriterien zur Charakterisierung	Deutung
Tripelphosphat (tertiäre Erdalkalisalze): Sargdeckelförmige Kristalle, farblose Prismen, in Wasser unlöslich, in Essigsäure löslich	
Carbonate: Kleine Kugeln, Biskuitform. Bei Säurezusatz Bläschenbildung im Unterschied zum Phosphat	
Sulfonamidkristalle: Chemisch nachweisbar; Vorkommen in diversen Formen	Sulfothiazol und Sulfodiazin, die am Anfang der Sulfonamidtherapie angewandt wurden, fielen in den Harnkanälchen aus. Die Möglichkeit besteht bei hohen Dosen auch heute noch
Cholesterinkristalle: Dünne, blasse flache Rhomben. Sehr selten	

Abschließend sollte erwähnt werden, daß Kristalle im Urin nur in den seltensten Fällen pathologische Bedeutung haben. Pathologisch sind Leucin und Tyrosin zu werten, die bei schweren Leberparenchymschäden auftreten und Cystinzylinder, die sich bei Cystinurie, Cystinose und *Wilson*scher Krankheit nachweisen lassen.

Fehlermöglichkeiten
bei der Entnahme aus dem Sammelgefäß, weil der gesammelte Harn ungenügend durchmischt wurde
beim Auffüllen des Zentrifugenröhrchens, weil die aus dem Sammelglas entnommene Probe nicht genügend durchgeschüttelt wurde, bevor sie in das Zentrifugenglas gelangte
nach dem Zentrifugieren, weil zu hochtourig zentrifugiert wurde, so daß man das Sediment nicht mehr suspendieren kann, oder weil der Überstand nicht genügend abgegossen wurde und die zellulären u. a. geformten Bestandteile in einem zu großen Volumen wieder resuspendiert wurden, so daß sie zu niedrig konzentriert sind.
Weiterhin besteht die Möglichkeit, daß der Überstand mit Teilen des Sedimentes ausgeschüttet wurde.
bei der Übertragung auf den Objektträger; entweder wurde das Sediment nicht richtig suspendiert, oder es wurde ein zu großer Tropfen (50 µl) untersucht, oder man sog mit Filtrierpapier die Flüssigkeit ab. Weiterhin entstehen Fehler durch Aufdrücken des Deckglases. Es sollte aufgelegt werden
beim Mikroskopieren, weil man sich zu wenig der Mikrometerschraube bedient und so zu wenig erfaßt; außerdem werden durch Überstrahlung als Folge zu geringer Abblendung vor allem hyaline Zylinder nicht gesehen.

4. Suchteste

4.1 Schnellteste

- **pH-Wert:** Die Bestimmung erfolgt mit einem pH-Indikator, der dem vermuteten pH-Bereich entspricht. Es seien Thymolrot für den sauren Umschlagsbereich und Phenolphthalein für den alkalischen genannt. Diese Art von Indikatoren hat jedoch nur eine Genauigkeit von etwa 1–2 pH-Einheiten. Universalindikatorpapiere wie Stuphanpapier ermöglichen dagegen über die gesamte pH-Skala eine Meßgenauigkeit von etwa 0,3 pH-Einheiten. Es sind verschiedene Vergleichsfarben auf einem Streifen, z. B. pH 1–1, 5.

  Störmöglichkeiten bestehen vor allem durch Zusatz von zuviel Indikator, denn dieser ist selbst eine schwache Säure oder Base, so daß er selbst auch Maßlösung bei der Titration verbraucht (Indikatorfehler). Untersuchungen mit Indikatoren lassen aus den o. g. Gründen nur eine grobe Abschätzung des pH-Wertes zu. Sehr genau arbeitet dagegen die potentiometrische Methode (s. u.).

- **Glucose im Blut:** Die Teststreifen Hämoglucotest, Dextrostix, ermöglichen eine halbquantitative Glucosebestimmung im Blut. Das verwendete Blut wird auf die präparierte Papierstreifenspitze gebracht. Nach einer Minute wird der Streifen abgespült und mit Hilfe der beiliegenden Farbskala ausgewertet.

- **Glucose im Harn:** Mit einer unteren Nachweisgrenze von 1,66 m Mol/l kann die Glucosekonzentration mit Teststreifen bestimmt werden, die auf der Basis der GOD/POD (s. o.) funktionieren (Glucotest, Diastix). GOD (= Glucose-Oxydase) oxydiert Glucose zu Gluconsäure. Das dabei entstehende Wasserstoffperoxyd verursacht unter Mitwirkung von POD (= Peroxydaxe) eine Dehydrierung des Wasserstoffionendonators (hier Perid®), der als Indikator dann eine andere Farbe annimmt. Reaktionsfolge:
  1) β-D-Glucose + H_2O + O_2 $\xrightarrow{GOD}$ Gluconsäure + H_2O_2
  2) H_2O_2 + DH_2 $\xrightarrow{POD}$ 2 H_2O + D $\rightarrow$ (= Indikator)
  So wird eine qualitative oder halbquantitative Analyse möglich. Fehlerquellen sind reduzierende Substanzen wie Vit. C und z. B. durch Reinigungsmittel verunreinigte Gefäße.

  Protein: Prinzip der Teststreifen (z. B. Albustix) ist der sog. Eiweißfehler von Indikatoren. Der Indikator wird dabei von den $\overset{\oplus}{N}H_3$ – Gruppen des Proteins als Anion gebunden. So ist z. B. Tetrabromphenolblau unterhalb eines pH-Wertes von 3,0 in seiner undissoziierten Form von gelblicher Farbe, oberhalb von 4,6 jedoch grünblau, weil dissoziiert. Man muß aus diesem Grund bei der Arbeit mit Teststreifen alkalischen Urin ansäuern (Isoelektrischer Punkt von Albumin ist 4,6). Außerdem können falsch positive Ergebnisse (mit quartären Ammoniumverbindungen) durch verunreinigte Gefäße erzielt werden; auch stark gefärbte Pharmaka erschweren oder verhindern eine Ablesung der Streifen. Es handelt sich um eine qualitative Nachweismethode.

- **Ketokörper:** Verwendung finden die sog. Ketostix, die an dem einzutauchenden Ende mit Nitroprussidnatrium imprägniert sind. Positiv ist die Probe dann, wenn der vorher schmutziggelbe Streifen nach rot-violett umschlägt. Der Streifen ist auf einen alkalischen pH-Wert eingestellt. Zu falsch positiven Ergebnissen führen Phenolsulfophthalein, Bromthalein und Phenolphthalein (in einigen Abführmitteln). Im alkalischen pH-Bereich sind sie nämlich Indikatoren und ergeben eine rote Farbe.

- **Blut:** Nachweis erfolgt unter Ausnutzung der Peroxydasewirkung des Hb. In den Heglostix ist o-Tolidin als Benzidinderivat enthalten. Blaufärbung bei positiver Reaktion. Fehler können auftreten durch Vit. C, starke Oxydationsmittel (Waschmittel), zu hohe Leukozytenzahlen (Leukozytenperoxydase).

- **Bilirubin:** Ein paar Tropfen Harn werden auf Asbest-Zellulose-Filterpapier gegeben; auf das Filterpapier legt man dann die Iktotesttablette, die auf dem Prinzip der Farbstoffbildung des Bilirubindiglucuronid mit Diazoniumsalz in sulfosalicylsaurer Lösung beruht. Positive Reaktion bei blauvioletter Färbung.
  Iktostix-Teststreifen färben sich bei positiver Reaktion nach dem Eintauchen gelb bis braun. Mit diesen Nachweismethoden können noch Konzentrationen von 2 μMol/l Harn erfaßt werden. Es handelt sich um halbquantitative Nachweise, die durch rote Rüben (positive Reaktion) und Vit. C (negative Reaktion) gestört werden können.

- **Urobilinogen:** Als Teststreifen steht der Ugentest zur Verfügung. Sein Prinzip ist die Kupplung eines Diazoniumsalzes im Sauren mit Urobilinogen zu einem roten Azofarbstoff.

4.2   Toxikologische Nachweise

Allgemeines: Der Nachweis von Giften hat lebensrettende Bedeutung. Er ermöglicht schnelle, lebenswichtige therapeutische Maßnahmen, andererseits können dadurch das Leben bedrohende kontraindizierte Therapiemaßnahmen vermieden werden.

Notwendige toxikologische Nachweise sind vor allem
- die Bestimmung des **CO-Hb-Gehaltes** bei Suizidversuchen mit Ab- oder Leuchtgasen
- die Bestimmung des **Met-Hb-Gehaltes** zur Diagnose einer Gewerbe- oder Medikamentenintoxikation, besonders bei Nitrit-, Nitroglycerin-, Aromaten- und Chlorat-Aufnahme.
- die Diagnostik der **Alkylphosphatvergiftung** (E 605), die durch die Bestimmung der Cholinesteraseaktivität im Plasma erfolgt

– die Diagnose von **Schlafmittelvergiftungen** bei unklaren Bewußtseinsstörungen oder Selbstmordversuchen. Zu diesem Zwecke weist man Barbiturate im Harn nach.

– der dünnschichtchromatographische **Nachweis von Analgetika** im Harn.

Toxikologische Nachweise im Urin:

Barbiturate: Bei saurer Reaktion werden Barbiturate dem Harn entzogen und reichern sich in der (wasserfreien) Chloroformphase an. Im Alkalischen bilden sie in wasserfreiem Medium einen blauen Farbkomplex mit Kobalt-II-Nitrat (Probe nach *Zwikker*).

Falsch positive Ergebnisse erhält man bei Anwesenheit von Sulfonamiden und Theophyllin. In einem Zeitraum von 2h kann die Differenzierung der Barbiturate vorgenommen werden.

Analgetika (schmerzstillende Mittel): Bei alkalischer Reaktion werden dem Harn die Analgetika entzogen (Extraktion). Die Dünnschichtchromatographie (Silicagel-Dünnschichtplatte) ermöglicht dann unter Verwendung eines Lösungsmittelsystems anhand der RF-Werte eine sehr gute qualitative Aussage über das entsprechende Analgetikum. Die Wanderungsendpunkte werden mit Hilfe von Farbreagenzien ermittelt.

Das **Prinzip** all dieser Nachweise besteht also darin, daß man nach Anreicherung des Stoffes durch Adsorption, Hydrolyse, Extraktion oder durch eine Kombination dieser Schritte qualitative Farbnachweise, dünnschicht-chromatographische oder gaschromatographische Auftrennungen vollzieht.

5. Hämostasiologie

5.1 Analysengang

- Geeignete routinemäßige Analysen zur Untersuchung von **Hämostasestörungen**:

	Normalbereiche
- Thrombozytenzählung	100 000–400 000/mm^3
- Blutungszeit	2–4 min
- Rekalzifizierungszeit	90–120 sec
- PTT	40– 55 sec
- Thrombinzeit	16– 24 sec
- Fibrinogenbestimmung	2,5– 4,0 g/L
- Thrombelastographie (TEG)	250–400 mg/100 ml
- Reptilasezeit (Schlangengiftzeit)	18– 22 sec

- Feststellung, ob die **Intravaskuläre Gerinnung** aktiviert ist:
  - Abgesunkene Plättchenzahl
  - Verminderter Faktor V-Spiegel
  - Auftreten von Fibrinogenumbauprodukten
- Feststellung, ob die **Fibrinolyse aktiviert** ist:
  - Lysetest auf der Fibrinplatte
  - Auftreten von Plasminolysespaltprodukten des Fibrinogens
- Methoden zur Überprüfung der **Anwesenheit von Gerinnungshemmstoffen**:
  - Verlängerte Rekalzifizierungszeit beim Mischen von normalem und pathologischem Plasma
- Methoden zur **Überwachung der Vitamin-K-Antagonisten-Therapie**:
  - Hepatoquick
  - Thrombotest
  - Vitamin-K-Belastungstest
- Methoden zur **Überwachung der Heparintherapie**:
  - Thrombinzeit mit und ohne Protaminsulfatzusatz

5.2 Interpretation

- Ursachen von **Hämostasestörungen**:
  - **Gefäßschaden:** Blutungs- und Gerinnungszeit normal, denn an der Zusammensetzung des Blutes und seiner Gerinnungsfaktoren wird nichts geändert. Der Gefäßschaden kann angeboren sein, aber auch z. B. durch Vitamin-C-Mangel und u. ä. zustande kommen.
  - **Störung der Plättchenfunktion** (Thrombasthenie): Blutungszeit verlängert, Gerinnungszeit normal.

Die Blutungszeit hängt vor allem von der viskösen Metamorphose der Thrombozyten ab, die zur Pfropfbildung führt; daran sind auch gefäßaktive Substanzen der Thrombozyten beteiligt. Anormale Thrombozyten sorgen deshalb automatisch für eine verlängerte Blutungszeit. Die Gerinnungszeit ist normal, weil die Gerinnungszeit nur Störungen humoraler Gerinnungsfaktoren erfaßt.

– **Störung der Plättchenfunktion und der humoralen Faktoren:** Die Blutungszeit und die Gerinnungszeit sind verlängert. Die Blutungszeit ist aus den o. g. Gründen verlängert, die Gerinnungszeit als Globaltest für das „intrinsic system" ist bei Faktorenmangel ebenfalls verlängert.
– **Störung der humoralen Gerinnungsfaktoren:** Blutungszeit normal, Gerinnungszeit verlängert. Da keine Thrombopathie oder -penie vorliegt, ist die Blutungszeit nicht beeinträchtigt. Das für die endgültige Blutstillung ausschlaggebende „intrinsic system" ist beeinträchtigt.

5.3 Fehlerquellen bei Gerinnungstests:

– Falsche Dosierung von Probe und Reagenz
– Falsche Antikoagulanskonzentration und -menge
– Falsche Ca-Ionenkonzentration und -menge
– Nicht ausreichend vorgewärmte Proben und Reagenzien
– Verdorbene Reagenzien
– Falsche Temperatur

5.4 Einzelfaktoren

– Die **Spontangerinnung** des Blutes kann verhindert werden durch
  – Ca-bindende Reagenzien: EDTA, Oxalat, Citrat (Komplexbildner)
  – Thrombin-Hemmung: Heparin hemmt Thrombin und somit die Überführung von Fibrinogen zu Fibrin
– Bestimmung der **Blutungszeit:**
  Die mit einem sterilen Hämostilett lädierte Fingerkuppe wird in körperwarme physiologische Kochsalzlösung gehalten und gewartet, bis der Blutfaden abreißt (Methode nach *Schulz*). Bei der Methode nach *Ivy* wird der Oberarm mit einer Manschette auf 40 mmHg gestaut. Zwei Querfinger unterhalb der Ellenbeuge erfolgt der Einstich. Das Blut wird in 10-Sekunden-Abständen mit Filtrierpapier abgetupft. Wenn sich das Papier nicht mehr färbt, wird damit das Ende der Blutungszeit angezeigt.
– **Rekalzifizierungszeit:** Sie erfaßt im Vollblut alle Gerinnungs- und Plättchenfaktoren, weil lediglich Faktor IV = Ca dem Citratblut zugeführt wird. Im plättchenarmen Plasma erfaßt sie alle humoralen Gerinnungsfaktoren; im Falle einer Thrombopenie ist sie normal, bei einer Thrombopathie verlängert.
– **Thrombinzeit:** Eine Lösung von Thrombin bekannter Aktivität wird

dem zu untersuchenden Citratplasma zugefügt. Die Zeit bis zum Auftreten des Gerinnsels wird gestoppt. Die Thrombinzeit wird durch Heparin beeinflußt, weil es das Thrombin hemmt. Sie wird auch verlängert durch Fibrinogenmangel und Antithrombine.

– Die **Reptilasezeit** (Schlangengiftzeit) ist die Zeit bis zur Blutgerinnung nach Zusatz von bestimmten Schlangengiften; diese spalten als Endopeptidasen aus dem Fibrinogenmolekül nur das Peptid A ab. So entstehen im Gegensatz zur Thrombinwirkung atypische Fibrinmonomere, die jedoch in gleicher Weise wie die durch Thrombin gespaltenen aggregieren. Die bei einer gesteigerten Fibrinolyse entstehenden Spaltprodukte verlängern die Reptilasezeit, während Heparin keinen Einfluß auf die Reptilasezeit hat. Man kann damit also eine Hyperfibrinolyse auch unter Heparintherapie diagnostizieren.

– Methoden zur **Heparinbestimmung** sind
  Bestimmung der Thrombinzeit ohne und, zur Normalisierung derselben, mit Protaminsulfat.

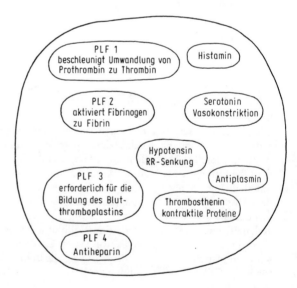

Blutgerinnungsfaktoren eines Thrombozyten

– Geeignete Bestimmungsmethode der **Fibrinolyseaktivität** ist die Spontanolyse, geeignete Bestimmungsmethode zur Erfassung des Fibrinolysepotentials ist die Euglobulinolyse.

– Wichtige **Eigenschaften der Thrombozyten** sind
  Adhäsion
  Aggregation
  visköse Metamorphose
  Ausbreitung
  Retraktion
  Abgabe von Speicherstoffen

– **Normalbereiche:**
  – Blutungszeit 2–4 min
  – Gerinnungszeit 5–8 min
  – Thrombozytenzahl: 100 000–400 000/mm^3

– Prinzip des **Quicktests:**
  – Messung der Thrombin- und Fibrinbildungsphase durch Zusatz von Ca-Ionen und Thromboplastin ($=$ Gewebsthrombokinase).

– **Hämophilie A** ($=$ F VIII-Mangel):
  – Normaler Quicktest, da mit ihm nur die Faktoren II, V, VII, X und Fibrinogen überprüft werden.
  – PTT verlängert, da dieser globale Test alle plasmatischen Gerinnungsfaktoren des „intrinsic system" erfaßt, mit Ausnahme des Faktors IV und des Thrombozytenfaktors 3, und zur Bildung des Blutthrombokinasekomplexes der Gerinnungsfaktor VIII benötigt wird.

6. Wasser, Elektrolyte, Säuren und Basen, Spurenelemente

6.1 Wasser

– Gesamtkörperwasser,
intrazelluläres (ICF),
extrazelluläres (ECF) und Blutwasser werden nach dem **Prinzip der Verdünnungsanalyse** bestimmt,
wobei Substanzen verwendet werden,
die sich fast ausschließlich in diesen Kompartimenten ausbreiten.
Berechnung:

$$\text{Vol d. gelösten Substanz nach gleichm. Verteilung } (V_2) = \frac{V_1 \times C_1}{C_2}$$

V_1 = Vol. d. gel. Subst. vor der Verd.
C_1 = Konz. derselben vor der Verdünnung
C_2 = Konz. derselben nach der Verdünnung

– **Antipyrin und D_2O** (auch Tritium = THO) dienen der **Gesamtwasserbestimmung;** genauere Messungen erfordern die Bestimmung der fettfreien Körpermasse.
– **Inulin und Thiosulfat** können zur Bestimmung der **ECF** dienen.
Wegen schwerer Abgrenzbarkeit zu transzellulärem und Knochenwasser schwanken die Werte dieser Methoden zwischen 16–30% des Körpergewichtes.
– Das **intrazelluläre Volumen** ist nur **indirekt** aus der Differenz zwischen Gesamtkörperwasser und ECF zu errechnen.
– **Plasmawasser** kann mit Evans blue oder exakter mit J^{131}-Albumin bestimmt werden.
– **Hämatokrit (Hkt)**
  – **Definition:** Zellvolumen/Zellvolumen + Plasmavolumen.
  – **Bestimmung:** Mit der Hämatokritzentrifuge wird zentrifugiert. Es setzt sich eine Zellsäule ab, deren Höhe im Vergleich zur Gesamtsäule gemessen wird.
  Mit der Leitfähigkeitsmethode durch Messung mit dem elektronischen Mikrohämatokritgerät, welches die elektrische Isolationseigenschaft der Erythrozyten ausnutzt. Maß für die Volumenkonzentration der Erythrozyten ist der durch das Blut hervorgerufene Widerstand in einer Kapazitätsbrücke
– **Normalbereich:** 360–480 ml Zellen/l Blut, bei Männern mehr als bei Frauen (= 0,36–0,48 Vol%)

6.2   Elektrolyte, Säuren und Basen

- Zur Aufstellung einer Bilanz sind normalerweise die im 24h-Urin ausgeschiedenen Mengen von
  - Na, K, Cl, anorg. Phosphat und titrierbarer Azidität notwendig.
- **Normalbereiche im Serum**
  - Na^+: 130–149 mmol/l
  - K^+: 3,7–5,3 mmol/l
  - Cl: 94–109 mmol/l
  - Anorg. Phosphat:
    0,9–1,2 mmol/l beim Erwachsenen
    1,4–1,8 mmol/l bei Kindern
    1,4–2,0 mmol/l bei Säuglingen
- **Normalbereiche im Blut**
  - pH-Wert: venös 7,34–7,42
    arter. 7,37–7,47
  - pCO_2:   venös 51–71 mbar = 38–53 mm Hg = 5,1–7,1 kPa (kiloPascal)
    arter 49–65 mbar = 37–49 mm Hg = 4,9–6,5 kPa (kiloPascal)
  - Standardbikarbonat: 20–28 mmol/l

- **Normalbereiche für die ausgeschiedene Menge im 24h-Urin**

- Na^+:   130–260   mmol/die bei einer angenommenen   (4–7,5 g)
                         Urinmenge von 1500 ml
- K^+:   75,0–150 mmol/die bei einer angenommenen   (2,5–3 g)
                         Urinmenge von 1500 ml.
- Ca^{2+}: 15–18   mmol/die bei einer angenommenen   (0,1–0,3 g)
                         Urinmenge von 1500 ml
- HPO_4: etwa 75   mmol/die bei einer angenommenen   (1,5–4 g)
                         Urinmenge von 1500 ml
- Cl: 200–300   mmol/die bei einer angenommenen   (NaCl 10–15 g)
                         Urinmenge von 1500 ml

- **Klinisch beobachtete Grenzbereiche im Serum:**
  - Na^+: 110–130 mmol/l = Hyponatriämie,
    149–165 mmol/l = Hypernatriämie
  - K^+: 2,0–3,7 mmol/l = Hypokaliämie,
    5,3–10,0 mmol/l = Hyperkaliämie
  - Cl: 40–94 mmol/l = Hypochlorämie,
    109–130 mmol/l = Hyperchlorämie
  - Ca^{2+}: 1,3–2,2 mmol/l = Hypokalzämie,
    2,7–4,5 mmol/l = Hyperkalzämie
  - HPO^{2-}_4: 0,3–0,9 mmol/l = Hypophosphatämie,
    1,2–5,0 mmol/l = Hyperphosphatämie beim Erwachsenen,
    über 1,9 mmol/l = Hyperphosphatämie und unter 1,4 mmol/l = Hypophosphatämie beim Kind.

- **Klinisch beobachtete Grenzbereiche im Blut:**
  - pCO_2 = 71–133 mbar = respiratorische Azidose
    - ven   20– 51 mbar = respiratorische Alkalose
  - Standardbicarbonat =   5–20 mMol/l = metabolische Azidose
    - 28–60 mMol/l = metabolische Alkalose
  - pH-Wert =7,34–7,0 = dekompensierte Azidose
  - (venös)   7,42–7,8 = dekompensierte Alkalose
- Geeignete **Methoden zur quantitativen Bestimmung von Na und K** sind
  - Flammenphotometrie
  - Atomadsorptionsphotometrie
  - Ionenselektive Elektroden
- Geeignete **quantitative Bestimmungsmethoden** für
  - **Ca^{2+}:** Komplexometrie; EDTA bindet Ca stöchiometrisch aus dem Indikatorkomplex Murexid.
  - **Cl:** Amperometrische Titration, bei der sich ein konstanter Strom zwischen zwei Silbergeneratorelektroden bewegt und eine elektrochemische Oxydation bewirkt. Die dabei entstehenden Ag^+-Ionen gehen in Lösung. Ist alles Cl^- an die Ag^+-Ionen gebunden und als AgCl ausgefallen, bleiben Ag^+-Ionen übrig und verursachen einen schnellen Stromanstieg zwischen den o.g. Elektroden. An diesem Punkt ist Äquivalenz erreicht, die man in Sekunden oder in mMol/l messen kann.
    Weitere ungenauere und zeitraubendere Methoden sind photometrische oder titrimetrische Cl-Bestimmungen.
  - **PO_4^{3-}:** Phosphormolybdänsäure, die durch stöchiometrische Bindung des anorganischen Phosphors an Molybdänsäure entstanden ist, wird durch Reduktionsmittel in blaugefärbte Molybdänmischoxyde überführt.
  - **Protonen:** Glaselektrode
  - **O_2:** Bestimmung im Meßgerät nach *Scholander*, in dem der Druck bei konstantem Volumen gemessen wird. CO_2 wird absorbiert
  - **CO_2:** Bestimmung im *van Slyke*-Apparat. Das gesamte im Plasma vorhandene CO_2 wird durch Unterdruck und Säuerung ausgetrieben. In einer Glasbürette wird es bei bekanntem Druck gemessen.
- **Aktuelles Bikarbonat:** Errechenbar aus der Henderson-Hasselbalchgleichung, wenn pH-Wert und pCO_2 bekannt sind.
- **Standardbikarbonat:** Ablesbar aus dem Astrup-Diagramm, welches die H.-H.-Gleichung zur Grundlage hat und sich auf einen pCO_2 von 40 mmHg bezieht.

Besondere **Anforderungen an die Proben** von
Kalium:

- Es muß hämolysefreies Plasma verwendet werden, da die intrazelluläre K^+-Konzentration viel höher als die extrazelluläre ist. Aus diesem Grunde darf die Probe auch nicht im Kühlschrank aufbewahrt werden, denn es kann zur Kältehämolyse kommen.

- Blutabnahme nicht mit K^+-haltigen Antikoagulantien (z. B. NH_4-Heparinat).
- Abgenommenes Blut muß innerhalb einer Stunde zentrifugiert werden, da sonst die K^+-Konzentration durch austretende Ionen ansteigt. In diesem Zusammenhang ist auch erwähnenswert, daß die K^+-Werte im Serum höher liegen als im Plasma, weil durch Gerinnung und Retraktion Kalium aus Thrombozyten und Erythrozyten austritt.
- Das Plasma muß 1:10 bis 1:20 verdünnt werden.
- Das Rauchen am Arbeitsplatz sollte vermieden werden, da Zigarettenrauch viel K^+ enthält.
- **pH-Wert:**
  - Zur Vermeidung der Ansäuerung muß Heparinatplasma verwendet werden.
  - Das abgenommene Blut muß zur Unterdrückung der Glykolyse bei 0–4° C aufbewahrt werden. Die Untersuchung muß innerhalb von 2h erfolgen.
  - Die Probe muß genügend mit Heparin gemischt werden, damit sich keine Gerinnsel bilden.
  - Es darf keine Gewebsflüssigkeit in die Probe gelangen; außerdem muß auf luftdichte Spritzen bei der Entnahme der Probe geachtet werden, da sonst der pH-Wert beeinflußt wird (CO_2 als „flüchtige Säure").
- **O_2:**
  - Blutabnahme erfolgt mit heparinisierten Spritzen.
  - Es ist auf völlig anaerobe Bedingungen zu achten (Gasaustausch)
  - Die Probe muß kühl aufbewahrt werden (Verflüchtigung).

6.3   Eisen und Eisenbindungskapazität

- **Quantitative Eisenbestimmung im Serum**
  - **Prinzip:** Das an Transferrin (β-Globulin) gebundene Fe^{+++} wird mit HCl abgespalten und durch Thioglycolsäure zu Fe^{++} reduziert. Das Serumeiweiß wird gefällt, dann das Filtrat mit Bathophenanthrolin versetzt. Mit diesem bildet das Eisen eine intensiv gefärbte Komplexverbindung. Bei 546 nm wird im Eppendorfphotometer die photometrische Messung gegen einen Standard durchgeführt.
  - Bei der Blutabnahme und -aufbewahrung dürfen keine eisenhaltigen Behälter Anwendung finden.
  - **Normalwerte:** 80–160 mikro g/100 ml beim Manne
    60–140 mikro g/100 ml bei der Frau
- **Eisenbindungskapazität**
  - **Definition:** Die maximale Transportfähigkeit des gesamten Transferrins (ein Molekül Transferrin bindet zwei Moleküle Eisen) für Eisen heißt TEBK = Totale Eisen Bindungs-Kapazität. Ihr Normalbereich liegt bei 300± 60 mikro g/100 ml Plasma. Die Differenz zwischen TEBK und

Serumeisen ergibt die freie Eisenbindungskapazität = FEBK (150–300 μ g/100 ml). TEBK ist also gleich FEBK + SE (Serumeisen). D. h., daß nur etwa 30–40% der TEBK besetzt sind.

- **Bestimmung:** Serum wird mit einem Eisenüberschuß versehen; gemäß der FEBK wird ein Teil gebunden. Nach Ausfällung des Eiweißes und des daran gebundenen Eisens mit Ammoniumsulfat bleiben freie Eisenionen im Überstand. Ihre Konzentration wird mit einer serumfreien Standardlösung verglichen.

6.4   Jod

- **Proteingebundenes Jod** (Protein Bound Iodine = PBI)
  - **Definition:** Es handelt sich um das an Plasma gebundene Jod, zumeist um Thyroxin (95%), welches bis zu 65% seines Molekulargewichtes aus Jod besteht. Jod ist deshalb ein Maß für den Gehalt an Schilddrüsenhormon. Das PBI kann durch jodhaltige Medikamente und Röntgenkontrastmittel verfälscht werden.

  Normalbereich des PBI: 3,9–8,0 μg% (früher γ%)

- **T$_4$-Test:**
  - **Definition:** Thyroxin liegt im Blut größtenteils an Protein gebunden vor. Es wird durch Eiweißfällung freigesetzt; dann schließt sich die In-vitro-Bestimmung an, wobei an Thyroxin bindendes Globulin (TBG) gebundenes radioaktiv markiertes Thyroxin kompetitiv durch das von Protein befreite Thyroxin verdrängt wird.

7. Nachweis von Substraten

7.1 Glucose

7.1.1 im Urin

- **Polarimetrische Bestimmung:** Ausnutzung des optischen Drehvermögens der Glucose (asymmetrische C-Atome) durch den Polarisationsapparat. Polarisiertes (in eine Schwingungsebene gebrachtes) Licht wird durch eine Küvette geschickt und fällt ungehindert durch einen dahinter liegenden Analysator (ebenfalls ein Polarisationsprisma), wenn dieser die gleiche Stellung wie der Polarisationsapparat hat. Um 90° gedreht, fällt demnach kein Licht durch. Die optisch aktive Substanz jedoch verändert die Schwingungsebene des polarisierten Lichtes. Man dreht den Analysator soweit (Anfangsstellung 90° zum Polarisator), daß das Licht wieder voll durchfällt. Der gedrehte Winkel entspricht der Konzentration der optisch aktiven Substanz.
Fehler treten durch Verunreinigungen und schlechtes Material auf; außerdem ist zu beachten, daß alle optisch aktiven Substanzen erfaßt werden, woraus eine relativ große Ungenauigkeit des Meßergebnisses resultiert.
- **Enzymatische Glucosebestimmung** als spezifisches Verfahren: Im Handel erhältliche Teststreifen (Diastix, Glucotest) basieren auf der Grundlage der Glucose-Oxydase-Methode. Die Streifen färben sich bei positiver Reaktion entsprechend an (s. o.). Untere Nachweisgrenze sind etwa 1,66 mMol/l. Es handelt sich um halbquantitative Analysen, die im photometrischen Enzymtest voll quantifiziert werden können.

7.1.2 im Blut

- **Probenwahl:** Venen- oder Kapillarblut als Oxalat-Fluorid-Blut wird für die enzymatische Bestimmung der wahren Glucose verwandt. Wird bei Bestimmungen nicht enteiweißt, liegen die Ergebnisse etwa 5% niedriger als bei enteiweißten Proben. Ursache ist der Volumenverdrängungseffekt der Proteine. Dabei ist einzukalkulieren, daß der Glucosewert im venösen Blut um 0,56 mMol/l niedriger liegt als im arteriellen.
- **Rolle der Enteiweißung:** Bei der Hexokinasemethode darf keine Trichloressigsäure verwandt werden, weil sie die Glc-6-P-DH hemmt. In diesen Fällen nimmt man Perchlorsäure.
- Wird bei der GOD/POD-Methode mit Perchlorsäure oder Trichloressigsäure enteiweißt, so werden die Erythrozyten zerstört. Das in ihnen vorkommende Glutathion tritt aus und verbraucht einen Teil des H_2O_2. Da dieses aber unbedingt für die Reaktion mit o-Toloidin notwendig ist,

ergeben sich zu niedrige Glucosekonzentrationen. Man verwendet deshalb besser Uranylacetatlösungen zum Enteiweißen.

- **Eiweiß** ist in beträchtlicher Menge Bestandteil des Blutes. Es kann daher Störungen verursachen, die sich besonders negativ auf photometrische Methoden auswirken. **Störende Effekte** sind: Trübungen, Schaum, Präzipitation und direkte Interferenz mit bestimmten Farbreaktionen.
- **Unterschiedliche Indikatorreaktionen**

GOD/POD-Methode	Hexokinasemethode
Diese Methode benutzt einen Farbindikator, z. B. o-Toloidin.	Diese Methode arbeitet im optischen Test mit UV-Licht. Es wird der Übergang von $NADP^+$ nach $NADPH + H^+$ gemessen.

- **Normalbereich** für Glucose im Blut: 2,78–5,28 mMol/l Vollblut = 0,50–0,95 g/l (nüchtern)

7.2   Protein

7.2.1   im Urin

- **Biuret-Probe:** Urin wird mit Kalilauge alkalisiert und anschließend mit Biuretreagenz (Cu^{2+}-Ionen, die durch K-Na-Tartrat in Lösung gehalten werden) versetzt. Die Kupferionen verbinden sich mit Proteinationen. So entsteht ein blauvioletter (Albumin) oder rosaroter (Peptone) Farbkomplex. Photometrische Bestimmung des Farbkomplexes. Die Probe wird von Tripeptiden aufwärts positiv.
  Normalbereich für Protein im 24h-Urin: 0–100 mg/l (= 0–10 mg%)
- **Bence-Jones-Protein-Bestimmung:** Schwach angesäuerter Harn wird im Reagenzglas mit gesättigter NaCl versetzt und vorsichtig erwärmt. Trübung bei 60° C, die sich nach 20 sec langem Sieden auflöst, zeigt eine positive Probe an. Nach Zusatz von Essigsäure tritt die Trübung wieder auf.

7.2.2   im Serum

- **Elektrophorese:** Es handelt sich um die Wanderung geladener Teilchen im elektrischen Feld. Entsprechend ihrer Ladung wandern sie zur Anode (+) oder zur Kathode (−). Ihre Größe bestimmt ihre Wanderungsgeschwindigkeit. Da Proteine jenseits ihres isoelektrischen Punktes positiv oder negativ geladen sind, wandern auch sie gemäß den o. g. Prinzipien. Es wird meistens mit einem Puffer von pH 8,6 gearbeitet, bei dem die Serumproteine negativ geladen sind und so zur Anode wandern. Heute hat man verschiedenste modifizierte Elektrophoresemethoden entwickelt, die eine sehr genaue Bestimmung zulassen (Disc-, Immun-, u. a. elektrophorese-arten).

– **Normalbereiche** für Gesamtprotein im Serum: 65–87 g/l.
– **Densitometrische Auswertung des Elektropherogrammes:** Direkte photometrische Auswertung, wobei die gefärbten Fraktionen langsam an dem Lichtspalt des entsprechenden Gerätes vorbeigeführt werden. Aus den Extinktionswerten ergibt sich eine Extinktionskurve. Die Flächenwerte der einzelnen Fraktionen entsprechen der Menge der in den einzelnen Fraktionen enthaltenen Teilchen.
– Die Angabe der Bandenkonzentration erfolgt bevorzugt in g/100 ml anstelle von Relativ%. Man benötigt zu der Umrechnung von Relativ% in g/100 ml das Gesamtprotein.
– **Normalbereiche** für Serumproteinfraktionen
   – Albumin: 3,3–5,4 g/100 ml
   α_1-Globulin: 0,1–0,4 g/100 ml
   α_2-Globulin: 0,7–1,2 g/100 ml
   β_1, β_2-Globulin: 0,7–1,4 g/100 ml
   γ-Globulin: 0,8–1,7 g/100 ml
– **Voraussetzungen für die elektrophoretische Proteintrennung in Urin und Liquor:**
   Da die Eiweißkonzentration in diesen Flüssigkeiten sehr niedrig ist, muß das entsprechende Volumen vor der Elektrophorese eingeengt werden, so daß etwa ein Proteinkonzentrationsanstieg auf 1–2% resultiert. Diese Einengung erfolgt am schonendsten mit Kollodiumhülsen, die sich zur Ultrafiltration eignen.
   Außerdem muß darauf hingewiesen werden, daß jedes Laboratorium bei der Liquorbestimmung abhängig von Individualfaktoren ist. Es muß deshalb seine eigenen Normalwerte haben.
– **Immunelektrophorese:** Auf einem auf einer Glasplatte liegenden Agargel laufen zwei verschiedene, hintereinandergeschaltete Vorgänge ab, nämlich einmal die Elektrophorese, die zur Aufteilung in Proteinunterfraktionen führt, und zum anderen AG/AK-Reaktionen, die sich daran anschließen. Sie entstehen dadurch, daß man ein antihumanes, präzipitierendes Pferde- oder Kaninchenserum von eingestanzten Streifen aus gegen die elektrophoretisch getrennten Proteine diffundieren läßt. Am Orte der höchsten AG/AK-Konzentrationen zeigen sich feine gebogene Präzipitationslinien. Es können so bis zu 30 verschiedene Proteinkomponenten aufgetrennt werden.
– **Immunologischer Nachweis von Einzelproteinen:** Es werden unbekannte AK bekannten AG oder bekannte AK unbekannten AG zugesetzt und die Präzipitation abgewartet. (AK = Antikörper, AG = Antigen)

7.3   Blutkörperchensenkungsgeschwindigkeit

– **Prinzip:** Na-Citrat-Blut (Nüchternblut, 1 : 5 verdünnt) wird in einer Westergrenpipette bis zur Marke 0 aufgezogen. Die Blutkörperchen

sedimentieren abhängig von ihrer Zahl pro Volumen und von der Qualität der Plasmaproteine.
- **Normalbereiche:**   4–12 mm/h beim Manne
                        7–15 mm/h bei der Frau   jeweils nach 1–2 h
- **Ursachen beschleunigter oder verzögerter BSG sind**
  - ein   verändertes Plasmaproteinmuster   und/oder
  - ein   veränderter Hämatokritwert   und/oder
  -       veränderte Erythrozyten
- *Beschleunigung:* Entzündungen, Tumoren, Anämien, Hypo- u. Paraproteinämien
- *Verlangsamung:* Unter 4 mm/h bei Polyzythämie, Thiosemicarbacid- u. Kortikoidtherapie.

7.4   Hämoglobin

- **Cyan-Hb-Bestimmung:** Oxydierung des Hb durch Kaliumferricyanid. Durch KCN wird das oxydierte Hb in Hb-CN überführt. Bei 546 nm wird gegen einen Leerwert photometriert.
  Normalwerte: 13,5–18,0 g/100 ml Blut beim Manne
               12,0–16,5 g/100 ml Blut bei der Frau

7.5   Bilirubin

- **Diazomethode:** Diese Methode nutzt die Reaktion des Bilirubins mit diazotierter Sulfanilsäure aus. Während glucuronidiertes Bilirubin direkt mit der Sulfanilsäure reagiert, muß bei an Albumin gebundenem erst Coffein zugesetzt werden (daher indirektes Bilirubin!). Es bildet sich ein Farbstoff, den man photometrisch bei 578 nm mißt.
- Die Unterschiede zwischen direktem und indirektem Bilirubin bestehen darin, daß das direkte wasserlöslich ist und – wie der Name sagt – direkt mit diazotierter Sulfanilsäure reagiert.

- **Störmöglichkeiten:**
  - Hämolyse: Anfall größerer Mengen indirekten Bilirubins
  - Lipämie: Löslichkeit
  - Lichteinwirkung: Zersetzung.

- **Normalbereiche im Plasma:**
  - Gesamtes Bilirubin = 3,4–20,5 µMol/l = 2–12 mg/l
  - Direktes Bilirubin = 0– 5 µMol/l = 0–3,0 mg/l
  - Indirektes Bilirubin = 3,4–15,5 µMol/l = 2–8,0 mg/l

Der Bilirubinspiegel wird physiologisch gesenkt, wenn Mahlzeiten eingenommen werden; er wird gesteigert bei Hunger und Arbeit.

Tab. 11

– **Diagnose des Ikterus**

	praehepatischer Serum	Urin	hepatischer Serum	Urin	posthepatischer Serum	Urin
dir. Bilirubin	o. B.		+–++		+–++	
indir. Bilirubin	+		o. B.		o. B.	
GOT	(+)		+++		(+)–++	
GPT	o. B.		+++		(+)–++	
alk. Phosphatase	o. B.		(+)–++		+++	
LAP (Leucin-Amino-Peptidase)	o. B.		(+)–++		(+)–+++	
γ-GT	o. B.		+–++		++–+++	
GlDH	o. B.		+–++		+	
LDH	++–+++		+–++		+	
Bilirubin		∅		+		+
Urobilinogen		+		+		o. B.

bis –

Zeichen: o. B. = normal; (+) = schwach erhöht; + = erhöht; ++
= stark erhöht; +++ = sehr stark erhöht; ∅ = fehlt; – = bis.
GT = γ-Glutamyl-Transpeptidase.
– Zur Vertiefung sei noch einmal darauf hingewiesen, daß indirektes Bilirubin nichtkonjugiertes, an Albumin gebundenes, praehepatisches Bilirubin ist, während es sich beim direkten um konjugiertes, direkt mit Diazofarbstoff reagierendes handelt. Das indirekte reagiert erst nach Abspaltung vom Albumin durch Alkohol oder Coffein mit Diazofarbstoff.

7.6 Porphyrine

– Die Zwischenstufen der Hämsynthese (δ-Aminolävulinsäure, Porphobilinogen, Uroporphyrin I und III) zeigen den Ort eines Enzymdefektes an.
– Bei Bleivergiftungen werden vermehrt δ-Aminolävulinsäure und Koproporphyrin III ausgeschieden. Diese Synthesestörung kommt durch die Enzym- und Vitamin-(Coenzym-) hemmende Wirkung der Schwermetalle zustande.
Der Nachweis einer Bleivergiftung kann durch die Bestimmung der δ-Aminolävulinsäuredehydratase im Serum erfolgen.
Differentialdiagnose der Porphyrien s. Tab. 12, S. 152.

7.7 Lipide

– Wichtigste diagnostische Erstmaßnahmen bei Vorliegen einer Lipidstoffwechselstörung sind die Bestimmungen von Triglyceriden und Cholesterin.
– **Cholesterinbestimmung:** In Gegenwart von konzentrierter Schwefelsäure

Tab. 12 Differentialdiagnose der Porphyrien

Typ	Ursache	Erkr.-Gipfel	Ausscheidung im Harn						
			δ-ALS	Porphobilinogen	Porphobilin	Uroporphyrin I	III	Koprop I	III
Porphyria erythropoetica (M. Günther)	rez. vererbte Störung der Hb-Synthese	frühe Jugend (seltene Krankheit)		wird nicht ausgesch.		+++ (auch im Stuhl)	nicht ausgesch.	+++ (auch im Stuhl)	
P. hepatica a) Akute intermittierende Porphyrie	dom. vererbt δ-ALS-Synthetase stark vermehrt	16–40 LJ	+++	+++	++		++		++
b) P. cutanea tarda	Erworben mit hereditärem Anteil	40 LJ		wird nicht ausgesch.			+++		+++
c) Mischtyp aus a u. b	warsch. dominat vererbt		++	++	++		++		++
Protoporphyrinämische Lichtdermatose	autosomal dominant	ab Kindheit	∅	∅	∅	∅	∅	∅	∅

Kopro- und Protoporphyrinausscheidung im Stuhl sowie starke Vermehrung des Protoporphyrins in den Erythrocyten

wird in essigsaurer Lösung aus Cholesterin ein Farbstoff entwickelt, der photometrisch bestimmt werden kann. Er ist der Cholesterinkonzentration proportional. Das Protein des hämolysefreien Plasmas wird durch Dimethylbenzolsulfonsäure dispergiert.

– **Triglyceridbestimmung:** Die Neutralfette werden verseift und das freigewordene Glycerin im gekoppelten optischen Test bestimmt:

Glycerin + ATP $\xrightarrow{\text{Glycerokinase}}$ Glycerin-1-P + ADP

ADP + Phosphoenolpyruvat $\xrightarrow{\text{Pyruvatkinase}}$ ATP + Pyruvat

Pyruvat + NADH + H$^+$ $\xrightarrow{\text{LDH}}$ Lactat + NAD$^+$

– **Normalbereiche: Neutralfett**
  = 74–172 mg/100 ml (0,84–1,94 mMol/l) beim Mann
  = bis 230 mg/100 ml bei der Frau.
  Es sind dabei jeweils die Altersstufen von 20–40 Jahren gemeint.

Cholesterin:
3,1–5,7 mMol/l = 1,2–2,2 g/l bei Kindern bis 14 J.
3,6–7,0 mMol/l = 1,4–2,7 g/l bei Erwachsenen von 20–50 Jahren.
4,4–8,0 mMol/l = 1,7–3,1 g/l bei Erwachsenen von 50–80 Jahren.

– **Lipoproteid-Elektrophorese:** Mittels Papierelektrophorese können die Lipoproteine zerlegt werden. Die Lipoproteide werden dabei in die Fraktionen β-, prä-β, α und Chylomikronen aufgeteilt.
Man führt zunächst die Elektrophorese wie bei den anderen Proteinauftrennungen durch; dann färbt man jedoch mit Ölrot oder Sudanschwarz. Die Chylomikronen verbleiben als einzige Lipoproteine an der Auftragstelle.

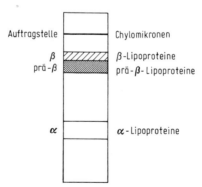

– Auftragstelle — Chylomikronen
– β — β-Lipoproteine
– prä-β — prä-β-Lipoproteine
– α — α-Lipoproteine

7.8   Harnpflichtige Substanzen

– **Harnstoff:** Nachweis kann mit Hilfe des Enzyms Urease erfolgen. Dieses spaltet den Harnstoff in NH_3 und CO_2. Das so gebildete Ammoniak wird mit der *Berthelot*schen Reaktion nachgewiesen. Bei ihr verbindet sich NH_4 mit Hypochlorid zu Chloramin, welches wiederum mit Phenol zu einem blauen Indophenolfarbstoff gekoppelt wird, wenn Nitroprussidnatrium als Katalysator fungiert. Im Gegensatz zur Bestimmung im Serum ist bei der Bestimmung von Harnstoff im Urin die Mitführung eines NH_3-Leerwertes notwendig, weil der Ammoniumstickstoff im Harn über 1% des Harnstoffstickstoffes betragen kann.

Normalbereich im Serum: 100–500 mg/l = 1,66–8,33 mMol/l
    im Harn: Erw.: 25–35 g/die, Kinder 10–30 g/die

- **Kreatininbestimmung:** Pikrinsäure wird im Basischen durch Kreatinin reduziert. Es wird ein rötlicher Farbstoff gebildet, der bei 546 nm photometriert wird.

  Die Kreatininbestimmung wird durch unspezifische Chromogene gestört. Man kann diese Störungen sehr gering halten, wenn man den Harn kurz aufkocht. Es werden dann die Eiweiße ausgefällt; sie müssen abfiltriert werden. Acetessigsäure wird dabei zerstört und Aceton verflüchtigt sich.

- **Harnsäurebestimmung:** Harnsäure wird durch das – nicht beim Menschen vorkommende – Enzym Urikase zu Allantoin und H_2O_2 abgebaut. Nur die Harnsäure, nicht aber die beiden Reaktionsprodukte, zeigt bei 293 nm ein typisches Absorptionsmaximum; so kann die Konzentrationsabnahme photometrisch gemessen werden.

- **Normalbereiche:**
    Kreatinin (Plasma) = 6–13 mg/l = 53–115 µMol/l
    Harnsäure (Plasma) = 20–69 mg/l = 119–410 µMol/l.
    Kreatinin (Harn)   = 1,5– 2 g/die
    Harnsäure (Harn) = 0,1–2 g/die

8. Nachweis von Enzymen

8.1 Allgemeine Grundlagen

– Eine „**Internationale Einheit**" (IE = U) ist definiert als Enzymaktivität, die pro Minute 1 μMol Substrat umsetzt. Man postuliert Optimalbedingungen (s. u.) und bezieht auf 1 Liter Körperflüssigkeit. Dimension: [U/l] oder [mU/ml]

– **Kinetische Methode** nennt man eine Enzymbestimmung, bei der man die Reaktionsgeschwindigkeit mißt. Sie läßt sich im Optischen Test direkt als Extinktionszu- bzw. -abnahme bestimmen. Beispiel sei die LDH-Bestimmung im Serum. Mit der kinetischen Methode werden Enzymaktivitäten gemessen.

– Bei der sog. **Zweipunktmethode** werden Anfang und Ende einer Reaktion gemessen. Man wählt die Versuchsanordnung so, daß die Reaktion quantitativ abläuft. Um eine möglichst schnelle Messung von Substraten und Coenzymen zu gewährleisten, arbeitet man mit Enzymüberschuß. Mit der Zweipunktmethode werden unbekannte Substratkonzentrationen bestimmt, z. B. Glucosebestimmung.
Zur Messung verwendet man ein Photometer, an dem man die Extinktion zu Beginn und am Ende der Reaktion abliest.

– Bei einer **gekoppelten Reaktion** wird das zu bestimmende Enzym oder das Substrat indirekt nachgewiesen. Beispiel:

I. L-Glutamat + Oxalacetat $\xrightarrow{\text{GOT}}$ L-Aspartat + α-Ketoglutarat

II. Oxalacetat + NADH + H$^+$ $\xrightarrow{\text{MDH}}$ L-Malat + NAD$^+$

GOT soll bestimmt werden (Reaktion I); dazu ist die

– **Indikatorreaktion** (II) notwendig, die durch das

– **Indikatorenzym** (hier MDH) katalysiert wird. Erst jetzt ist die Extinktionsmessung von NADH + H$^+$ bzw. NAD$^+$ im Optischen Test möglich.

– **Optimale Reaktionsbedingungen** sind dann gegeben, wenn das Enzym seine bestmögliche Wirkung erzielen kann. Die beeinflussenden Parameter sind

1. die Relation von Enzym- zur Substratkonzentration:

a. Mit zunehmender Substratkonzentration nimmt die initiale Reaktionsgeschwindigkeit bis zu einem Maximalwert zu. Weitere Erhöhung der Substratkonzentration erhöht die Geschwindigkeit nicht mehr (s. *Michaelis*-Konstante).
Ein extrem hoher Substratüberschuß kann sogar die enzymatische Reaktion hemmen, wenn sich neben den aktiven Enzym-Substrat-Komplexen die viel weniger aktiven, bzw. inaktiven ESS-Komplexe bilden.

b. Bei Substratsättigung ist die Reaktionsgeschwindigkeit der Enzym-konzentration direkt proportional.

2. **die Anwesenheit von Aktivatoren:**
   Der Aktivitätsverlust von Enzymen, die aus der Körperzelle in das Blutplasma übertreten, kann durch Zusatz von Aktivatoren rückgängig gemacht werden. Beispiele seien CPK durch Zugabe von SH-Reagenzien oder GlDH durch ADP-Zusatz.

3. **Ionenart und Konzentration:**
   Verschiedene Ionen können durch Reaktion mit dem Protein das Enzym aktivieren (Mg^{2+}, Mn^{2+} Zn^{2+}, Ca^{2+}, Cl^-) oder hemmen (z. B. Pb). Geringe Änderungen der Konzentration, etwa durch Aktivatoren in ausreichend destilliertem reinem Wasser, führen zu keinem wesentlichen Fehler.

4. **der pH-Wert:** Als Eiweiß ist das Enzym von der Wasserstoffionenkon-zentration abhängig. Ist sie zu hoch, kommt es zur Säuredenaturierung; außerdem können H^+-Ionen die Ladungen von Enzym und Substrat beeinflussen. Ein Enzym, dessen aktives Zentrum z. B. negativ geladen ist, wird bei H^+-Ionenüberschuß protoniert und damit neutralisiert. Die Reaktion mit dem positiv geladenen Substrat (S^+) ist unmöglich:
   $$E^- + H^+ \rightarrow E^{\pm 0} + S^+ \not\rightarrow ES$$
   Ist der pH-Wert zu hoch, kommt es umgekehrt zur Neutralisierung von S^+: $S^+ + OH^- \rightarrow S^{\pm 0} + E^- \not\rightarrow ES$
   Aus diesen Gründen hat jedes Enzym ein bestimmtes pH-Optimum, bei dem es seine optimale Wirkung entfalten kann.

5. **die Pufferkapazität:** Ist sie groß, wird der pH-Wert stabilisiert, und es ist somit ein optimaler Reaktionsablauf möglich.

6. **die Temperatur:** Sie spielt eine sehr entscheidende Rolle für den Reak-tionsablauf. Mit einem Temperaturanstieg läuft die Reaktion zunächst schneller ab, um nach einem Optimalwert wieder langsamer zu werden; dieser Wert richtet sich auch nach der Versuchsdauer: Ist sie lang, so muß der optimale Temperaturbereich niedriger veranschlagt werden. Ursache für den Abfall der Reaktionsgeschwindigkeit bei erhöhten Temperaturen ist die zunehmende Eiweißdenaturierung.

- **Die Dimension der Enzymaktivität wird**
- in Körperflüssigkeiten mit [IU/l] angegeben,
- in Zellen und Geweben mit [IU/g] (d. h. bezogen auf Frischgewicht oder Trockengewicht)
  oder bei Protein oder DNS in [IU/mg].
- **Nach dem Lambert-Beerschen-Gesetz gilt:**

$$E = \log \frac{I_0}{I} = \varepsilon \cdot c \cdot d$$

$E = $ Extinktion

$\dfrac{I_0}{I} = $ Durchlässigkeit

ε = Extinktionskoeffizient
c = Konzentration
d = Schichtdicke

Bei Kenntnis von ε und d kann durch photometrische Messung der Extinktion oder deren Änderung pro Minute (= $\triangle$ E/min) die Konzentration bzw. deren Änderung bestimmt werden. Umrechnung von $\triangle$ E/min in U/l erfolgt gemäß

$$U/l = \frac{\triangle E/min \cdot 10^3 \cdot GV}{c \cdot d \cdot PV}$$

GV = Gesamtvol. des Ansatzes [ml]
PV = Probevolumen

8.2 Fehlermöglichkeiten

– Um durch Enzymbestimmungen einen aussagekräftigen diagnostischen Schritt zu tun, müssen die angegebenen Vorschriften in bezug auf Probennahme, -transport und -aufbewahrung, sowie auf Analyse und Aktivitätsberechnung strikt eingehalten werden.
– Bei Enzymbestimmungen **müssen folgende Kontrollen** mitgeführt werden:
– Leerwert: Bis auf das Serum sind alle Substanzen im Leerwert enthalten. Eine Konzentrationsänderung von NAD/NADH kann damit nicht von dem zu bestimmenden Enzym herrühren. Bei der Enzymbestimmung wird die Extinktion der Probe gegen den Leerwert gemessen.
– Standardwerte: Seren mit bekannter Enzymaktivität werden für die Überprüfung der Testsubstanzen und des richtigen Ablaufes des Tests benötigt.
– Um unverfälschte Werte für die LDH im Serum zu bekommen, muß man hämolysefreies Serum verwenden, da die LDH-Konzentration in den Erythrozyten im Gegensatz zum Plasma sehr hoch ist.
– Auf Grund unterschiedlicher Halbwertzeiten verlieren die verschiedenen Enzyme bei der Aufbewahrung in vitro in unterschiedlicher Reihenfolge ihre Anfangsaktivität;
– deshalb spricht man von stabilen (GPT) und labilen (SDH, GlDH) Enzymen.

8.3 Einzelenzyme

– Die LDH-Isoenzyme werden, nachdem ihre Gesamtaktivität im Optischen Test gemessen wurde, durch Adsorption an DEAE-Sephadex differenziert: LDH_1 (mit LDH_2 hauptsächlich in Herzmuskel, Erytrozyten und Niere), wird an DEAE-Sephadex adsorbiert, während LDH_5 (Skelettmuskel, Leber) nicht adsorbiert wird. Durch die Adsorption werden etwa 90% der LDH-Isoenzyme 1 und 2 aus dem Serum entfernt. Mißt man die LDH-Aktivität vor und nach Adsorption, so kann man die Gesamtaktivität einerseits, und andererseits die Aktivität der nichtadsorbierten Isoenzyme bestimmen. Die Differenz ergibt die adsorbierte Aktivität.

$$- \text{L-Aspartat} + \alpha\text{-Ketoglutarat} \overset{\text{GOT}}{\rightleftharpoons} \text{L-Glutamat} + \boxed{\text{Oxalacetat}}$$

$$\text{Oxalacetat} + \text{NADH} + \text{H}^+ \overset{\text{MDH}}{\rightleftharpoons} \text{L-Malat} + \text{NAD}^+$$

$$- \text{L-Alanin} + \alpha\text{-Ketoglutarat} \overset{\text{GPT}}{\rightleftharpoons} \text{L-Glutamat} + \boxed{\text{Pyruvat}}$$

$$\text{Pyruvat} + \text{NADH} + \text{H}^+ \overset{\text{LDH}}{\rightleftharpoons} \text{L-Lactat} + \text{NAD}^+$$

$$- \text{Kreatin-}\textcircled{P} + \text{ADP} \overset{\text{KK}}{\rightleftharpoons} \text{Kreatin} + \boxed{\text{ATP}}$$

$$\text{ATP} + \text{Glucose} \overset{\boxed{\text{Mg}^{++} \text{Hexokinase}}}{\rightleftharpoons} \boxed{\text{Glc-6-}\textcircled{P}} + \text{ADP}$$

$$\text{Glc-6-}\textcircled{P} \overset{\text{Glc-6-P-DH}}{\underset{\text{NAD}^+ \quad \text{NADH+H}^+}{\rightleftharpoons}} \textcircled{P}\text{-Gluconolacton} \rightarrow \text{Gluconat-6-}\textcircled{P}$$

$$\text{oder: ADP} + \text{Phosphoenolpyruvat} \overset{\text{PK}}{\rightleftharpoons} \text{ATP} + \text{Pyruvat}$$

$$\text{Pyruvat} + \text{NADH} + \text{H}^+ \overset{\text{LDH}}{\rightleftharpoons} \text{Lactat} + \text{NAD}^+$$

$$- \text{p-Nitrophenolphosphat} \overset{\text{AP}}{\rightleftharpoons} \text{p-Nitrophenol} + \text{Phosphat}$$

p-Nitrophenol + NaOH ergibt eine gelbe Farbe, die bei der Wellenlänge 405 nm gemessen wird.

- Bestimmung der SP analog AP-Bestimmung.
- **Werte** in IU/l bei 25° C:
  - SP (saure Phosphatase):   11 mIU/l ml $\triangleq$ 11 IU/L (37° C)
  - AP (Alkalische Phospatase):   bis 400 IU/l Kinder bis 15 Jahre
                                    bis 300 IU/l Jugendliche 15–17 J.
                                    60–170 IU/l Erwachsene
  - LDH (Lactatdehydrogenase):   120–240 mIU/ml $\triangleq$ 120–240 IU/l
  - KK (Kreatin-Kinase):   bis 50 mIU/ml $\triangleq$ bis 50 IU/l Serum
  - GPT (Glutamat–Pyruvat   bis 25 m IU/ml $\triangleq$ bis 25 IU/l Serum
    Transaminase):

– GOT (Glutamat-Oxalacetat-Transaminase):	bis 17 m IU/ml ≙ bis 17 IU/l	
– γ-GT (γ-Glutamyl-Transpeptidase):	♂ 6–28 IU/l	
	♀ 4–18 IU/l	
– LAP (Leucinaminopeptidase):	♂ 8–22 IU/l	
	♀	
– AP (s. o.)		
– SP (s. o.)	Kinder:	8–21 IU/l
	Erwachsene:	bis 11 IU/l

- Je nach Krankheit können folgende Aktivitäten gemessen werden:
  - **GOT**
    - **Herzinfarkt:** Beginn des Anstieges in 4–6 Stunden, nach 24–48 h Maximum nach 4–7 Tagen Abfall. Aktivität zwischen 50–150 IU/l.
    - **Akute Hepatitis:** Bei Ausschluß einer schweren Vergiftung ist ein Aktivitätsanstieg über 500 IU/l beweisend.
    - **Chronische Hepatitis:** Meist nur leichte Anstiege; bei Cirrhosen GOT meistens höher als GPT.
    - **Verschluß-Ikterus:** Leichter Anstieg der Aktivität. Diagnose nur mit zusätzlicher Bestimmung von GPT, GLDH und AP.
  - **GPT**
    - **Herzinfarkt:** Sehr geringe Aktivitätssteigerung; höhere Aktivitäten weisen auf Rechtsinsuffizienz mit Leberstauung hin.
    - **Akute Hepatitis:** Schon vor Ausbruch des Ikterus steigt die Aktivität stark an; erreicht sie Werte weit über 500 IU/l, so ist bei Ausschluß einer Vergiftung die akute Hepatitis bewiesen.
    - chronische Lebererkrankungen und Verschlußikterus s. GOT.
  - **KK**
    - **Herzinfarkt:** Der Aktivitätsanstieg erfolgt beim Herzinfarkt deutlich vor der GOT, nämlich innerhalb von 2–4 h. Nach 3 Tagen ist die Aktivität der CK wieder im Normalbereich. Als prognostisch günstig haben sich Aktivitätsanstiege zwischen 50-250 IU/l erwiesen.
    - Bei Muskelprellungen und degenerativen Muskelerkrankungen können die Aktivitäten stark ansteigen wie z. B. bei der Muskeldystrophie vom Typ *Duchenne* um das 10fache in den ersten Krankheitsstadien.
  - **AP**
    - **Ostitis deformans** *(M. Paget):* 25–40faches der Norm.
    - **Hyperparathyreoidismus** *(M. Recklinghausen):* Hoher Anstieg.
    - **Rachitis, Osteomalazie:** 10facher Anstieg.
    - **Maligne Knochentumoren und Metastasen:** Je nach Art sehr hohe Anstiege, z. B. Osteosarkom 20–40fach.
    - **Verschlußikterus:** Meist hohe Aktivitäten im Gegensatz zu den Transaminasen.
- **α-Amylasebestimmung** mit der amyloklastischen Methode: Stärke und Amylose bilden mit Jod blaue Einschlußverbindungen. α-Amylase spaltet

von innen her die Makromoleküle in niedermolekulare Verbindungen (=
amyloklastische Reaktion), wodurch die durch Jodeinschluß erzeugte
Farbintensität abnimmt; diese Abnahme ist jedoch nicht direkt mit der
Zahl der gespaltenen Glucanbindungen gekoppelt. Die Angabe in IU/l ist
deshalb nur bei Verwendung eines Faktors zulässig, den man experimentell
aus dem Vergleich von vielen Proben mit einer reduktometrischen Methode errechnet hat. Sie bestimmt die Zahl der reduzierenden Gruppen, die
durch Polysaccharidspaltung entstanden sind.

– **Normalbereiche** der α-Amylaseaktivität
  im Harn: 80–1250 Somogyi-Einheiten (SE)/100 ml
      oder 140–2200 IE/l
  im Serum: 20–150 SE/100 ml
      oder 54–300 IE/l
– Die α-Amylaseaktivität zeigt ihr Maximum im Urin etwa 6–12 h später als
  im Serum, bleibt jedoch längere Zeit als im Serum nachweisbar. Auch
  flüchtig auftretende Schübe im Verlaufe einer chronischen Insuffizienz des
  Pankreas kann man im Urin sicherer nachweisen als im Serum.

9. Hormone

9.1 Choriongonadotropin (HCG) im Urin

– Latexagglutinationstest:

An Latexpartikel adsorbiertes HCG ($= AG_{Lat}$) konkurriert mit im Urin von Schwangeren existierendem HCG ($= AG_{Schw}$) um einen HCG-Antikörper. Man mischt die Urinprobe mit dem Antiserum und gibt dann die mit HCG-beschichteten Latexpartikel zu. Folgende Reaktionen laufen ab.

$AK + AG_{Lat} \rightarrow \quad [AG_{Lat}/AK]$

Nur dieser Komplex führt zur **Agglutination**. Hier ist der Befund **negativ**, d. h. kein HCG im Urin.

$AK + AG_{Schw} \rightarrow \quad [AG_{Schw}/AK]$

Keine Agglutination, da der Antikörper vom freien HCG der Schwangeren abgefangen wird und sich somit nicht mehr mit dem Latex-HCG verbinden kann. Befund **positiv.**

Falsch positives Ergebnis ist bei Verunreinigungen möglich. Falsch negatives Ergebnis ist bei Extrauteringravidität und Frühschwangerschaft möglich.

9.2 4-Hydroxy-3-Methoxy-Mandelsäure

– wird mit Methylacetat aus dem sauren Harn (pH-Wert < 3,5) extrahiert. Man isoliert jetzt die Verbindung mit Hilfe der Papierchromatographie und diazotiert sie. Nach Elution colorimetriert man. Normbereich: 3–6,5 mg/24 h. Kritisiert werden muß an dieser Methode, daß leicht falsche Ergebnisse durch Medikamente wie α-Methyl-DOPA oder vanillinhaltige Nahrung vorkommen.

9.3 17-Ketosteroide im Urin

– Prinzipielle Schritte der chemischen Steroidbestimmung im Urin sind:
  – Hydrolyse der an Glucuronide und Sulfate gekoppelten Steroide im 24 h-Harn
  – Ätherextraktion der nun freien Steroide
  – Reinigung der Extrakte durch Ausschütteln mit festem NaOH (evtl. 2–3 mal).
  – Nach Vertreiben des Äthers Überführung des Trockenrückstandes in die *Zimmermann*sche Nachweisreaktion:
    Hier werden die 17-Ketosteroide mit Kalilauge und Alkohol gelöst; dann kondensiert man die Steroide mit m-Dinitrobenzol. Die rote

Lösung wird bei 509 nm photometriert. Anhand einer gleichzeitig ermittelten Standardkurve (Eichkurve) bestimmt man die Werte.
- Sie liegen bei
  - Kindern im ersten Lebensjahr zwischen 0–2,1 μM/24 h
  - Kindern zwischen   1–10. Lebensjahr zwischen 6,6–13,5 μMol/24 h
  - Frauen zwischen   20–40. Lebensjahr zwischen 20,8–38,2 μMol/24 h
                      45–55. Lebensjahr zwischen 13,9–27,8 μMol/24 h
                      60–70. Lebensjahr zwischen 10,4–20,8 μMol/24 h
  - Männern zwischen 20–40. Lebensjahr zwischen 20,8–48,5 μMol/24 h
                      45–55. Lebensjahr zwischen 17,4–34,8 μMol/24 h
                      60–70. Lebensjahr zwischen 13,9–27,8 μMol/24 h
- Die gewonnenen Werte sind geschlechts- ($♀ < ♂$) und altersabhängig (Anstieg etwa bis 25 Jahre, dann Abfall). Zu hohe Werte sprechen für eine Überfunktion der Nebennierenrinde (NNR) etwa bei Tumoren, *M. Cushing*, Akromegalie oder AGS (= Adrenogenitales Syndrom). Ein Absinken der 17-Ketosteroide unter die Norm deutet auf NNR-Insuffizienz hin (*M. Addison* z. B. als Folge einer NNR-Tbc).

9.4   17-Hydroxycorticosteroide im Urin

Primär Cortisol, 17-Hydroxy-11-Desoxycorticosteron und Cortison werden im Harn bestimmt, nicht aber Cortexon, Corticosteron und Aldosteron. Als prinzipielle Nachweismöglichkeiten stehen zur Verfügung:
- Die Oxydation der 17-OH- zu-Ketosteroiden mit Hilfe von Natriumwismutat. Anschließend werden dann alle 17-Ketosteroide nach *Zimmermann* bestimmt. Aus der Differenz der gesamten 17-Ketosteroide und der vorher bestimmten 17-Ketosteroide ergibt sich dann der 17-OH-Corticosteroidgehalt. Unter Verwendung der Oxydationsmethode liegen die Werte bei Männern 9–22 mg/24 h, bei Frauen 5–18 mg/24 h.
- Die Reduktion der 17-Ketosteroide durch Borhydrid. Die 17-OH-Corticosteroide werden dann wie bei der Oxydationsmethode bestimmt. Da die Reduktion der 17-Ketosteroide irreversibel ist nehmen sie nicht mehr an der Reaktion teil. Man kann – im Gegensatz zur Oxydationsmethode – direkt auf den Gehalt an 17-OH-Corticosteroiden schließen. Mit dieser Methode erhält man Werte von
  6–23 mg/24 h beim Mann und
  4,5–18 mg/24 h bei der Frau.
- Als Indikationen für diese Bestimmungen gelten
  - Verdacht auf *M. Cushing*
  - Verdacht auf NNR-Tumor
  - Verdacht auf NNR-Insuffizienz
  - Verdacht auf Insuffizienz des Hypophysenvorderlappens.
- Liegt die 17-OH-Corticosteroidausscheidung unter 3 mg/ 24 h, liegt eine Insuffizienz der NNR vor. Man kann die Diagnose dadurch absichern, daß

man 20 Einheiten ACTH injiziert. Steigt die Steroidausscheidung auch
dann nicht an, ist die NNR-Insuffizienz bewiesen.
- Die 17-OH-Corticosteroidausscheidung erreicht ihren Gipfel in der Geschlechtsreife. Frauen scheiden weniger aus als Männer.

9.5   Östrogene im Urin

- Vor der Geschlechtsreife und nach der Menopause sind im 24-Stunden-
Urin sehr geringe Östrogenmengen (< 10 µg) nachweisbar, die als sog.
Residualöstrogene ganz überwiegend aus den Nebennieren stammen.
- Innerhalb eines normalen Zyklus bewegen sich die ausgeschiedenen Östro-
genmengen zwischen 10 und 60 µg/24 h. Sie zeigen jedoch ein charakteri-
stisches Verteilungsmuster:
  - Niedrigste Mengen in der 1. Woche
  - Anstieg ab 7. Tag bis zum Maximum am 13.
  - Nach diesem Ovulationsmaximum steiler Abfall.
  - 2. Maximum zwischen 18. und 23. Zyklustag, also in der Blütezeit des
  Gelbkörpers.
  - Ein erneuter steiler Abfall 2 Tage vor der Menstruation sorgt für die
  Östrogenentzugsblutung.
- Mit Beginn der Schwangerschaft kommt es zu einer erheblichen Änderung
der Östrogenausscheidung, sowohl quantitativ als auch qualitativ. Es
werden Östron (Oe$_1$) Östradiol (Oe$_2$) und Östriol (Oe$_3$) verstärkt ausgeschieden. Voraussetzung für ihre erhöhte Synthese in der Plazenta ist ein
funktionsfähiger Fetus! In seiner Leber ist die 16-Hydroxylase sehr aktiv,
die Dehydroepiandrosteronsulfat (DHEAS) in 16-DHEAS umwandelt,
ohne welches die Östriolsynthese in der Plazenta unmöglich ist. Länger
anhaltende Störungen (nicht akute!) geben deshalb Auskunft über die
Funktionseinheit Plazenta – Fetus.
Im letzten Trimenon bewegen sich die Östriolmengen zwischen 10 und 45
mg(!) Östriol. Ein Absinken der Östriolausscheidung in dieser Zeit unter
10 mg/24 h, gemessen an drei aufeinanderfolgenden Tagen, um einen sog.
„fallenden Trend" der Östriolkurve zu markieren, zeigt ernste Gefahr für
das Kind an.

9.6   Cortisol im Plasma

- Prinzipiell wird bei den Proteinbindungsmethoden ein Protein angewandt,
welches ein bestimmtes Hormon spezifisch zu binden vermag (z. B. Trans-
cortin (CBG = Cortisol bindendes Globulin) für Cortison, Thyroxinbin-
dendes Globulin = TBG für T$_4$). Cortisol liegt im Plasma zu 90% an CBG
gebunden vor. Ist die Cortisolkonzentration erhöht, wird das Hormon
zusätzlich an Albumin gebunden. Die biologische Wirksamkeit obliegt

dem freien Cortisol. Für die in vitro-Bestimmung trennt man das Hormon vom Eiweiß ab. Zusammen mit einer definierten Menge H^3-Cortisol läßt man nun in einer Konkurrenzreaktion mit transcortinreichem Schwangerenplasma inkubieren, bis sich ein Gleichgewicht eingestellt hat. Noch freies Hormon (markiert und/oder unmarkiert) wird mit Dextran-Kohle-Suspension aus dem Ansatz entfernt und die Radioaktivität des an Protein gebundenen Hormons gemessen.

– Die vor Inkubation gemessene Aktivität des zugesetzten H^3-Cortisols = Totalaktivität (TA) wird mit dem Meßergebnis nach der Trennung verglichen. Die Aktivitätseinbuße ist dem Gehalt an unmarkiertem (zu bestimmendem) Cortisol proportional. Zur Ermittlung der unbekannten Cortisolkonzentration wird eine Eichkurve mit bekannten Cortisolkonzentrationen benutzt. Diese Kurve wird mit demselben Testverfahren ermittelt.

– Normalwert beim Erwachsenen: 5–25 µg/100 ml Plasma.

9.7   Insulin im Plasma

Im Gegensatz zur o. g. Reaktion wird Insulin immunologisch bestimmt. In diesem Test stellt es das Antigen (AG) dar, welches mit Insulinantikörpern (AK) reagiert. ^{125}J-Insulin wird als AG genau definierter Konzentration zugesetzt. Folgende Konkurrenzreaktionen laufen ab:

^{125}J-Insulin + AK → $[^{125}AG/AK]$
Insulin + AK → [AG/AK].

Parallel läßt man eine Standardkurve (=Eichkurve) mitlaufen, in der definierte Mengen Insulin bekannter Konzentration demselben Versuchsablauf unterworfen werden. Aus der Eichkurve sind dann die entsprechenden Insulinkonzentrationen ablesbar.

Je mehr Radioaktivität also in der Probe gemessen wird, desto weniger Insulin ist vorhanden, da die AK hauptsächlich vom ^{125}J-Insulin belegt wurden.

– Mit der o. g. Methode werden beim Nüchternen 10–25 µE/ml gemessen. Im Tagesdurchschnitt liegen die Werte bei etwa 30–50 E/die.

10. Clearance

10.1 Allgem. Grundlagen

- Als Clearance bezeichnet man die Befreiung des Blutes von einer bestimmten Substanz. Eine Inulinclearance von 120 ml/min bedeutet z. B., daß 120 ml Blut in einer Minute von Inulin befreit werden.
Bestimmt man die **exogene Clearance,** so verwendet man körperfremde Stoffe wie Inulin. Bei der **endogenen Clearance** wird Kreatinin benutzt, das ja vom menschlichen Organismus gebildet wird.
- Bei der exogenen Clearance werden folgende Bestimmungsprinzipien angewandt:
  - Clearance mit Dauerinfusion
  - Clearance mit fallendem Plasmaspiegel
  - Clearance durch Bestimmung der Halbwertszeit.

- **Fehlermöglichkeiten:**
  - bei endogener Clearanceuntersuchung: ungenügende Blasenentleerung, tubuläre Sekretion des Kreatinin bei Nierenkranken, Analysenfehler bei der Kreatininbestimmung in Harn und Plasma.
  - bei Clearance mit Dauerinfusion: Kein konstanter Plasmaspiegel, keine konstante Diurese
  - bei Clearance mit fallendem Plasmaspiegel: Erhebliche arteriovenöse Differenzen, zur Zeit der Blutabnahme gewonnener Harn entspricht nicht dem gerade filtrierten Harn (Fehler durch Totraumeffekt in ableitenden Harnwegen)
  - bei Clearance durch Bestimmung der Halbwertszeit: Keine gleichmäßige und schnelle Verteilung der Testsubstanz, Eliminierung über andere Wege als Niere
- **Invasion:** „Anfluten" einer Substanz, z. B. Erhöhung des Blutspiegels nach enteraler Resorption.
- **Invasionskonstante:** Charakteristische Größe für die anflutende Substanz.
- **Elimination:** Entfernung von Substanzen aus dem Körper via Niere, Darm, Schweiß, Atemluft.
- **Eliminationskonstante:** Charakteristische Größe für die abflutende Substanz.
- **Halbwertszeit:** Die Zeit, in der eine Substanz zur Hälfte eliminiert ist oder z. B. die Hälfte ihrer Radioaktivität verliert.
Beispiel: Substanz A hat HWZ von 10 min.
10 g von A = Ausgangsspiegel im Blut
nach 10 min = 5 g A im Blut
nach weiteren 10 min = 2,5 g usw.

- **Transfer:** Transport einer sonst im Plasma schwer oder nicht löslichen Substanz durch Kopplung an Transportproteine.
- **Verteilungsvolumen:** Volumen, in dem sich die entsprechende Substanz verteilt.
- Als Stoffe zur Bestimmung der glomerulären Filtrationsrate (GFR) und des renalen Plasmaflusses (RPF) werden das Polysaccharid Inulin und die para-Aminohippursäure angewendet s. u. Die Inulinclearance kann mit der GFR gleichgesetzt werden und beträgt 130 ± 20 ml/min. Die PAH-Clearance steht für den RPF (= 650 ± 150 ml/min)

Der Quotient $\dfrac{C_{In}}{C_{PAH}} = \dfrac{GFR}{RPF} = FF$ (Filtrationsfraktion)

gibt Auskunft über den Anteil des RPF, der glomerulär filtriert wird. Normalerweise ist die FF = 0,20 oder 20% des renalen Durchflusses. Die hier beschriebenen Parameter geben wichtige diagnostische Hinweise vor allem bei chronischen Nierenerkrankungen. Als Beispiele seien genannt:

	Akute Glonerulonephritis	Chron.	Akute Pyelonephritis	Chron.	Nephrosklerose
GFR (C_{In})	↓	↓↓	∅	∅	∅
RPF (C_{PAH})	∅	↓	↓	↓↓	↓
FF (C_{In}/C_{PAH})	↓	↓	↑	↑	↑

↓ = herabgesetzt; ↓↓ = stark herabgesetzt; ∅ = o. B.; ↑ = erhöht

10.1.1 Inulinclearance

- Sie gilt als Methode zur GFR-Bestimmung.
- Allgemein darf eine zur GFR-Bestimmung geeignete Substanz
  - nicht toxisch sein
  - nicht metabolisiert werden
  - nicht kumulieren
  - nicht resorbiert werden
  - nicht sezerniert werden;
  - sie muß aber
  - frei filtriert werden und
  - quantitativ in Urin und Plasma nachweisbar sein.

Inulin erfüllt diese Eigenschaften weitgehend.
- Zur **GFR-Berechnung** müssen Plasma- u. Urinkonzentration des Inulins und das Urinvolumen bekannt sein.

$$GFR = C_{in} = \frac{\text{Urinvol./min} \times [\text{Inulin}]_{Urin}}{[\text{Inulin}]_{Plasma}}$$

- **Applikationsart** und -menge:
  - Initialdosis von 20 ml 10%ige Inulinlösung wird i. v. injiziert.
  - Gleichzeitig Infusionsdosis von 30 ml einer 10%igen Inulinlösung in 500 cm³ physiologischer Kochsalzlösung infundieren.
- **Blutglucose** kann die Inulinbestimmung beeinträchtigen.
- **Normalwert:** 130 ± 20 ml/min.

10.1.3 Kreatininclearance

- Auch Kreatinin erfüllt als endogene Substanz in Annäherung die für Inulin aufgestellten Bedingungen zur Messung der GFR. Es wird frei filtriert, nicht rückresorbiert, bei hohen Konzentrationen jedoch sezerniert (dann hohe $C_{Kreat.}$!). Als großer Vorteil erweist sich die einfache Meßbarkeit gegenüber dem großen Aufwand bei der Inulinclearancemethode. Trotz der relativ geringen Ungenauigkeit der Kreatininclearance eignet sich die Methode gut für Verlaufskontrollen und für die Routine.
- Als **Meßgrößen** dienen die Konzentration im 24 h-Urin und die Plasmakonzentration.
- **Normalwert:** 80–120 ml/min.
- Da 24 h-Urin gesammelt werden muß, ist der Test sehr stark von der Mitwirkung des Patienten abhängig. Unexakte Urinsammlung sowie Größe des Urinvolumens gelten als Störfaktoren.

10.1.4 PAH-Clearance

- PAH wird frei filtriert und vollständig sezerniert, erscheint also nach der Nierenpassage komplett im Harn. Das bedeutet, daß diese Substanz zur Messung des RPF vorzüglich geeignet ist. Wiederum mißt man Urin- und Plasmakonzentrationen.
- **Applikationsart** und -menge:
  - Initialdosis von 2 ml 20%ige PAH-Lösung i. v.
  - Infusionsdosis von 8 ml 20%ige PAH-Lösung per infusionem.
- **Störfaktoren:** Diverse Medikamente, vor allem Sulfonamide, Procain, Penicillin, stören den PAH-Nachweis durch kompetitive Hemmung der PAH-Sekretion.

10.1.5 Phenolrotprobe

- Nach i. v. – Injektion wird das Phenolsulfonphthalein (PSP, Phenolrot) fest an Serumalbumin gekoppelt. In dieser Form kann es nicht frei filtriert werden. Trotzdem gelangt es mit Hilfe der Tubuluszellen in das Tubuluslumen. Man kann also global die Funktion der Tubuluszellen überprüfen; außerdem wird die Nierendurchblutung, von der die Ausscheidung ebenfalls abhängt, mitüberprüft.

- PSP wird i. v. gegeben (6 mg); anschließend wird in definierten Zeitabständen die Konzentration im Urin bestimmt.
  Störend wirken sich viele Medikamente aus, die die tubuläre Sekretion von PSP beeinflussen. U. a. sind zu nennen: INH, PAS, Diuretika, Penicillin, Streptomycin, Atropin, Salicylate. Sie müssen 24 h vor dem Test abgesetzt werden.
- **Normalwert:** $\geqq$ 50% müssen innerhalb von 30 min im Urin erscheinen.

10.2   Leberteste

10.2.1 Bromthaleintest (BSP)

BSP wird nach Injektion an Serumalbumin gekoppelt. In der Leber wird es von den Parenchymzellen aufgenommen und mit Cystein, **Glutathion** oder Glycin konjugiert. Die Konjugate werden in die Galle sezerniert. Überprüft wird in erster Linie die Exkretionsleistung der Leber.
- Nachdem 5 mg/kg Körpergewicht i. v. verabreicht wurden, wird der BSP-Spiegel im Blut 45 min. danach gemessen. Nach dieser Zeit dürfen nur noch weniger als 5% BSP im Serum vorhanden sein. Störend wirken sich gallengängige Medikamente und Nichteinhaltung einer Ruhelage durch den Patienten aus.

10.2.2 Bilirubinbelastung

Mit diesem Test wird ein körpereigener Farbstoff zur Überprüfung der Glucuronidierungsleistung und der Exkretionsleistung der Leberepithelzellen benutzt.
- Nach Bestimmung des Ausgangswertes durch Blutentnahme vor dem Versuch, werden 50 mg gelöstes Bilirubin i. v. zugeführt. Nach 3 min und 4 h wird die Konzentrationsabnahme im Blut gemessen.
  Normalwert: Nach 4 h dürfen nicht mehr als 25% des 3 min-Wertes im Blut nachweisbar sein.

10.2.3 Galaktosebelastung

Da die Umwandlung der Galaktose in Glucose allein in der Leberzelle abläuft, ist dieser Test sehr spezifisch. Innerhalb von 2 h kann die Leber 40 g Galaktose verwerten.
- Man verabreicht diese Menge per os und nimmt nach einer bestimmten Zeitspanne eine Blutprobe. In ihr bestimmt man den Galaktosespiegel mit Hilfe der Galaktose-Dehydrogenasereaktion im Photometer. Normalwert: $1^{1}/_{2}$ h nach Zufuhr dürfen nicht mehr als 30 mg Galaktose/100 ml Serum nachgewiesen werden.

Störfaktoren: Körperlage, Nierenfunktionsstörungen, Malabsorption.
– Der verminderte Galaktoseabbau bei chronischer Hepatitis, akuter Hepatitis, Lebercirrhose und Lebermetastasen scheint neben der allgemeinen Kapazitätseinschränkung vor allem in der Hemmung der Uridindiphosphogalactose-4-Epimerase durch NADH-Anstieg zu liegen. Brenztraubensäure oxydiert das NADH zu NAD^+ und fördert damit den Galaktoseabbau.

10.3 Glucoseregulation

10.3.1 Orale Glucosebelastung

Sie dient der Stimulierung der β-Zellen des Pankreas, die Insulin produzieren; durch Ausschüttung von Insulin auf diesen Reiz hin, wird der Blutzuckerspiegel gesenkt.
Drei Tage lang vor Beginn des Testes muß der Patient eine Diät von mindestens 250 g Kohlehydraten einhalten, da der Test von dem Zuckergehalt der Nahrung abhängt. Ohne diese Vorbereitung kann der Versuch falsch positive Ergebnisse zeigen. Gestört werden kann der Test außerdem durch Medikamente wie Hormone, orale Antidiabetika, Diuretika, Antihypertensiva und andere, die Glucosetoleranz beeinflussende Arzneimittel. Man setzt sie deshalb 3 Tage vor Versuchsbeginn ab. Der Versuch wird beim sitzenden Patienten ausgeführt, da im Liegen der Magen zu langsam entleert wird. Eine Resorptionsverzögerung oder -blockade kann natürlich auch durch Malabsorption erfolgen. Der Patient muß nüchtern sein. Nach oraler Gabe von 100 g Glucose wird der Blutzuckerspiegel in bestimmten Zeitabständen konstatiert.
Norm: Nach 1 h darf der Blutzuckerspiegel 150 mg/100 ml Blut nicht überschreiten.

10.3.2 Intravenöse Glucosebelastung

Die Vorbereitung des Patienten erfolgt wie bei der oralen Glucosebelastung. Von der Resorption ist man unabhängig.
Es werden 0,33 g Glc/kg Körpergewicht intravenös appliziert. Die Messung des Blutzuckerspiegels schließt sich ab 15. Minute alle 10 Minuten bis zur 55. Minute an. Die zu diesen Zeitpunkten ermittelten Konzentrationen werden in einem semilogarithmischen Diagramm gegen die Zeit aufgetragen. Man verbindet die gefundenen Werte zu einer Geraden, die man bis zur Ordinate verlängert. Der sich so ergebende Schnittpunkt zeigt die Konzentration zur Zeit O an. Diese Konzentration wird halbiert und von ihr ausgehend eine Parallele zur Abszisse gezogen. Der Schnittpunkt mit der Geraden wird zum Ausgangspunkt einer Senkrechten auf die Abszisse. So erhält man die für die

Berechnung des Assimilationskoeffizienten entscheidende Halbwertszeit.
Der Assimilationskoeffizient k wird dann berechnet:

$$k = \frac{\ln 2}{t_{1/2}} \cdot 100 = \frac{0.693}{t_{1/2}} \cdot 100$$

$(t_{1/2} = \text{Halbwertzeit})$

Der **Normalwert** liegt für die **HWZ** zwischen 31–58 min für **k** bei 2,8.

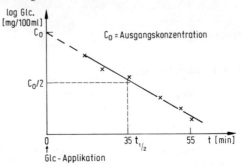

10.3.3 Tolbutamid-Test

Die Vorbereitung erfolgt wie bei den Glucose-Toleranztests.
Tolbutamid gehört zu den Sulfonylharnstoffen. Sie stimulieren direkt den
Inselapparat des Pankreas mit dem Ergebnis der Insulinfreisetzung.
Nach Überprüfung des Glucoseausgangswertes injiziert man 1 g Tolbutamid
i. v. Zwischen 20. und 60. Minute wird alle 10 Minuten der Glucosespiegel im
Blut bestimmt. Nach 30 Minuten muß der Blutzuckerspiegel auf 74% des
Ausgangswertes abgefallen sein. Nach 45 min muß er wieder ansteigen.
Wegen der Gefahr des schweren hypoglycämischen Schocks muß dieser
Versuch unter strenger Indikationsstellung (Hyperinsulinismus, Differential-
diagnose zwischen hepatischer und diabetischer Glucosetoleranzstörung),
sowie unter ärztlicher Kontrolle (Glucoseinfusion bereitstellen) stattfinden.
Äußerst gefährdet sind Patienten mit coronaren und cerebralen Gefäßleiden,
Hyperinsulinismus, solche, die Salicylate und andere, die die Tolbutamidwir-
kung verstärkende Medikamente eingenommen haben.
Falsch negative Ergebnisse können bei latentem oder manifestem Diabetes
auftreten.

10.4   Resorptionsprüfung

10.4.1 Laktosebelastung

Im Bürstensaum des Dünndarmepithels ist die Laktase lokalisiert, eine
Disaccharidase, die im Säuglingsalter die höchste Aktivität besitzt. Dann

kommt es physiologischerweise zu einem Aktivitätsverlust (bei Menschen Indochinas fast auf O!). Das Enzym spaltet Laktose in Glucose und Galaktose. Ein primärer (angeborener) oder sekundärer Laktasemangel führt nach Genuß von Milchprodukten zu schweren Diarrhoen und Erbrechen.
Nach Bestimmung des Ausgangsblutzuckerspiegels werden 50 g Laktose verabreicht. Die in definierten Zeitabständen gemessenen Blutzuckerwerte müssen einen Mindestanstieg von 14 mg/100 ml Blut ergeben. Störend für den Versuch wirken sich Erbrechen, Motilitätssteigerungen des Darmes, Diabetes und Körperlage aus.

10.4.2 Xylosebelastung

Xylose wird nicht metabolisiert. Nach Resorption aus dem Dünndarm wird es über die Nieren ausgeschieden. So ist es eine gut bestimmbare Substanz zur Überprüfung der Resorptionskapazität der Dünndarmmukosazellen.
Es werden 25 g Xylose oral verabreicht. Nach 2 h wird der Xylosespiegel im Blut bzw. im 5 h-Urin bestimmt.
Normalwerte: Nach 2 h mindestens 20 mg Xylose/100 ml Serum oder 4–6 g im 5 h-Urin.
Nebenwirkung: Diarrhoe.
Störende Einflüsse: Abbau der Xylose durch intestinale Bakterien, Niereninsuffizienz, Störung der Magenentleerung sowie Erbrechen.

10.5   Magensaftsekretion

– Über eine Magensonde, die man den sitzenden Patienten unter Durchleuchtungskontrolle schlucken läßt, entnimmt man zunächst – beim nun in Linksseitenlage liegenden Patienten – das Nüchternsekret und verwirft es. Anschließend entnimmt man in Sammelperioden zu je 15 min 2–4 Fraktionen des sog. Leersekrets, ohne daß ein Stimulans angewandt wurde. Es schließt sich die Stimulierung mit 6 µg Pentagastrin/kg KG s. c. an, wodurch die Gastrinwirkung nachgeahmt wird. Wiederum erfolgt Sekretentnahme und zwar in 4 Portionen nach jeweils 15 min Dauer.
– **Basalsekretion** nennt man die H^+-Ionenausscheidung der Magenschleimhaut ohne exogene Stimulantien. Sammelzeit: 1 Stunde.
– **Leersekretion** ist das gleiche.
– **Maximale Sekretion:** Maximal zu erzielende Sekretion nach Verabreichung einer säurelockenden Substanz.
– **Magensafttitration:** Da die Belegzellen über die Blutbahn eine Elektrolytlösung mit dem pH = 7,4 zugeführt bekommen, müssen sie H^+-Ionen sezernieren um den niedrigen pH-Wert der Magensäure zu erreichen. Man titriert deshalb bis pH 7,4, um so die H^+-Konzentration des Magensaftes festzustellen; dabei sind Glaselektrode und pH-Meter den Indikatorlösungen an Genauigkeit überlegen.

Nachdem der NaOH-Titer mit Hilfe von Oxalsäure ermittelt worden ist, errechnet man die titrierbare Magensäure aus dem NaOH-Verbrauch gemäß: V_M [ml] · [H^+] [mval/l] = NaOH-Verbrauch [ml] · Normalität der NaOH · Titer [mval/l] umgeformt:

$$[H^+] = \frac{\text{NaOH-Verbrauch} \cdot \text{Normalität von NaOH} \cdot \text{Titer}}{V_M}$$

[H^+] = Wasserstoffionenkonzentration
V_M = Magensaftvolumen.

- **Normalwerte** (Basalsekretion/h): 3,3 ± 1,4 mvalH^+/h
- **Pathologisch** > 5 mval/h – evtl. Ulcus duodeni
                    >20 mval/h – evtl. Zollinger-Ellison
- H^+-Konzentration des Belegzellsekrets: 150–170 mval/l.
  Unter maximaler Stimulation produzieren 10^9 Belegzellen etwa 20 mval H^+/h!

Literatur:
1. Begemann, H., Praktische Hämatologie, Thieme Stuttgart, 5. Aufl. 1971
2. Boehringer Mannheim GmbH, Test-Fibel, Mannheim 1973
3. Buddecke, E., Grundriß der Biochemie, de Gruyter, Berlin, 5. Aufl. 1977
4. Ducle, H.-J., Klinisch-chemische Diagnostik, Urban & Schwarzenberg, München–Berlin–Wien, 2. Aufl. 1973
5. Ganong, W. F., Medizinische Physiologie, Springer, 2. Aufl. 1972
6. Institut für Medizinische Prüfungsfragen, Gegenstandskatalog für den ersten Abschnitt der Ärztlichen Prüfung, Verlag Schmidt & Bödige Mainz, 1. Aufl. 1973
7. Müller-Seifert, Taschenbuch der medizinisch-klinischen Diagnostik, J. F. Bergmann, 69 Aufl. 1966
8. Piper, W., Innere Medizin, Springer, 1. Aufl. 1974
9. Pschyrembel, W., Klinisches Wörterbuch, de Gruyter Berlin, 253. Aufl. 1977
10. Pschyrembel, W., Praktische Gynäkologie, de Gruyter Berlin, 4. Aufl. 1968
11. Pschyrembel, W., Praktische Geburtshilfe, de Gruyter Berlin, 14. Aufl. 1973
12. Richterich, R., Klinische Chemie/Theorie und Praxis, 2. Aufl. 1968
13. Rick, Klinische Chemie und Mikroskopie, Springer, 2. Aufl. 1973
14. Schettler, G., Innere Medizin, Thieme Stuttgart, 3. Aufl. 1972
15. Schmidt, E. und F. W., Kleine Enzym-Fibel, Boeringer Mannheim GmbH 1973
16. Siegenthaler, W., Klinische Pathophysiologie, Thieme Stuttgart, 2. Aufl. 1973
17. Siegmund-Schütte-Körber, Praktikum der physiologischen Chemie, de Gruyter Berlin, 2. Aufl. 1970

Register